Jochen Gartz

Alcalóides indólicos psicoactivos em fungos superiores. Novas espécies e persp

Jochen Gartz

Alcalóides indólicos psicoactivos em fungos superiores. Novas espécies e persp

ScienciaScripts

Imprint

Cover image: www.ingimage.com

This book is a translation from the original published under ISBN 978-620-2-30220-3.

Publisher:
Sciencia Scripts
is a trademark of
Dodo Books Indian Ocean Ltd. and OmniScriptum S.R.L publishing group

120 High Road, East Finchley, London, N2 9ED, United Kingdom
Str. Armeneasca 28/1, office 1, Chisinau MD-2012, Republic of Moldova, Europe
Managing Directors: Ieva Konstantinova, Victoria Ursu
info@omniscriptum.com

Printed at: see last page
ISBN: 978-620-8-54158-3

ÍNDICE DE CONTEÚDOS

CAPÍTULO 1

INTRODUÇÃO

Há mais de sessenta anos, o etnomicólogo R.G. Wasson (1898 - 1986) descobriu um antigo culto de cogumelos em Oaxaca, no México (1, 2). O famoso micologista francês R. Heim (1900 - 1979) classificou as espécies de cogumelos psicoactivos no género Psilocybe (3). Estas seis espécies incluem as espécies principais Psilocybe mexicana Heim e Psilocybe cubensis (Earle) Singer que merecem atenção até agora devido ao seu fácil cultivo (1, 4).

O eminente químico natural Albert Hofmann (1906 - 2008) publicou o isolamento, a elucidação estrutural e a síntese dos novos alcalóides psilocibina e psilocina em 1958 (5, 6) **(Figura 1)**. A espécie subtropical mexicana continha quantidades comparativamente baixas de psilocibina (0,2 - 0,6 peso seco), enquanto o composto fenólico instável psilocina era a substância menor (5, 6) **(Figuras 2, 3, 4)**.

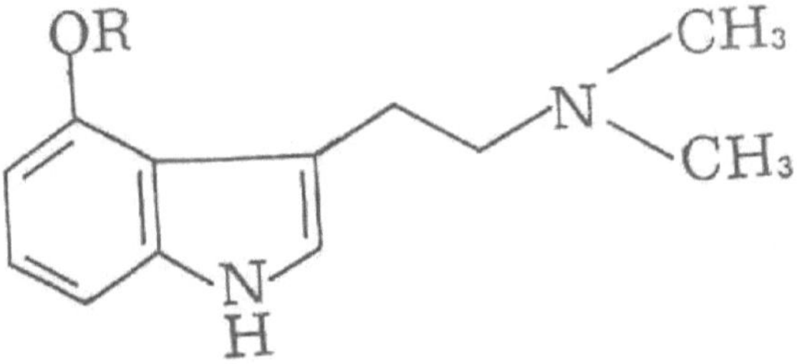

FIG. 1

1 $R = H_2PO_3$
2 $R = H$

Fig.1. Psilocibina (1) e Psilocina (2)

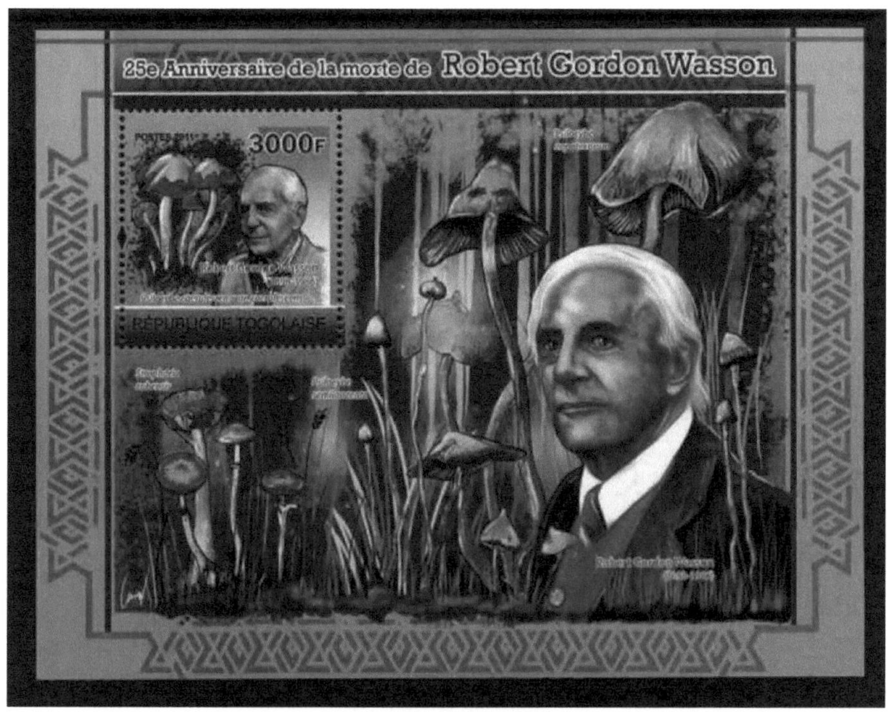

Fig.2. Uma boa ilustração da investigação mexicana sobre selos

Estas espécies de cogumelos exibem tipicamente um comportamento azulado após contusão e também espontaneamente durante o envelhecimento (1 - 3, 5, 6). Ainda assim, por razões desconhecidas, algumas espécies ou amostras de vários locais exibiram reacções azuladas em variações distintas. Psilocybe cubensis tem caules que desenvolvem manchas azuis muito intensas, enquanto os seus gomos não exibem a reação de azulamento. Eventualmente, em 1958, Hofmann et al. foram os primeiros a observar que as soluções de psilocina pura tornam-se azuladas - verdes numa gama alcalina (6).

Estes resultados provaram que a reação de azulamento dos psicoactivos resultava da decomposição do ingrediente por oxidação. A partir de 1960, alguns autores realizaram estudos in vitro das reações bioquímicas da psilocibina e da psilocina (7, 8), observando que apenas a psilocina pode ser oxidada num produto instável de cor verde-azulada.

O grupo fosfato da psilocibina impede a oxidação direta deste alcaloide. No entanto, o fenómeno típico de azulamento ocorre quando este grupo protetor é removido por enzimas, tais como várias fosfases, que são muito comuns no tecido do cogumelo , bem como no ser humano. (7, 8).

Esta reação significa que apenas a psilocina é o agente psicoativo após a rápida remoção enzimática da

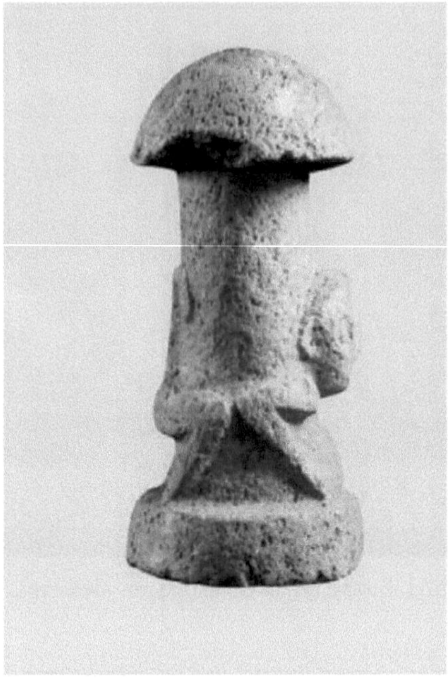

Fig.3.Pedra antiga de cogumelo

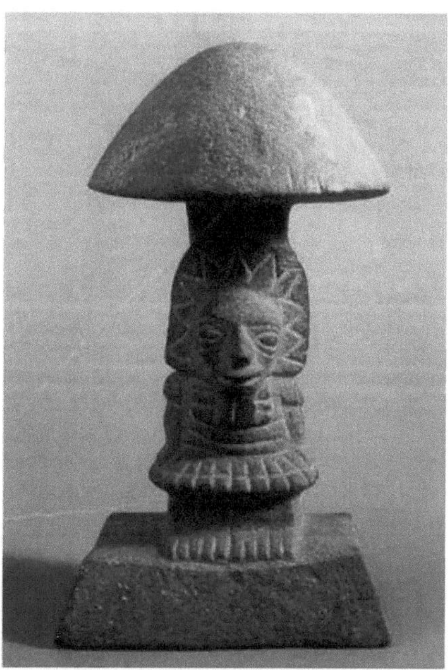

Fig.4.Pedra de cogumelo

o grupo fosfato da molécula de psilocibina no organismo (1, 2, 6).

Após as investigações mexicanas, os derivados indólicos psilocibina e psilocina foram também encontrados numa série de outras espécies psicoactivas de Psilocybe encontradas na Ásia e na Europa (1, 2, 3).

Sabe-se agora que existem outras espécies com estes indóis nos géneros Pluteus, Panaeolus, Conocybe, Inocybe, Gymnopilus e numa espécie de Galerina (1,2,9-12).

Como parte do meu trabalho analítico dedicado à identificação de substâncias químicas naturais, tive a sorte de fazer parte de uma equipa de investigação que estudou alcalóides encontrados numa variedade de espécies de cogumelos desde 1983.

Creio que chegou agora o momento de fazer uma revisão exaustiva dos alcalóides psicoactivos de novas espécies e das suas perspectivas.

CAPÍTULO 2

O GÉNERO PSILOCIBO

Espécies de prados

Psilocibo semilanceata

O Psilocybe semilanceata (Fr.) Kumm é um cogumelo cujo aspeto físico se assemelha a

Psilocybe mexicana Heim (Figura Estas espécies desenvolvem-se em prados e pastagens, mas nunca em estrume fresco **(Figura 5)**.

O Psilocybe semilanceata pode muito bem ser uma das espécies psicoactivas de Psilocybe mais comuns no mundo (1 - 3, 13, 21). Na Europa, contudo, foram registadas descobertas de Psilocybe semilanceata em todos os países, desde as zonas costeiras até às regiões montanhosas, onde a espécie foi encontrada a altitudes até 2.000 m acima do nível do mar.

De acordo com estes padrões de distribuição, a espécie não parece favorecer uma altitude específica.

O Psilocybe semilanceata não se expandiu para novos habitats nas últimas décadas. As descrições da frequência de ocorrência na literatura mais antiga são comparáveis às observações actuais.

Nos primeiros livros de micologia, o Psilocybe semilanceata era designado como uma espécie "sem valor"[(4)] - uma conclusão bastante incongruente que provavelmente divertirá os leitores de hoje.

Atualmente, o Psilocybe semilanceata estabeleceu-se claramente como a espécie de cogumelo psicoativo na Europa. Em termos de utilização, é a espécie psicoactiva mais popular da Europa (1). Descobriu-se que a análise combinada do teor de alcalóides de vários cogumelos secos produziu um valor médio de 1% de psilocibina do peso seco, independentemente do país de origem (1,9, 12, 18,21) (Quadro 1).

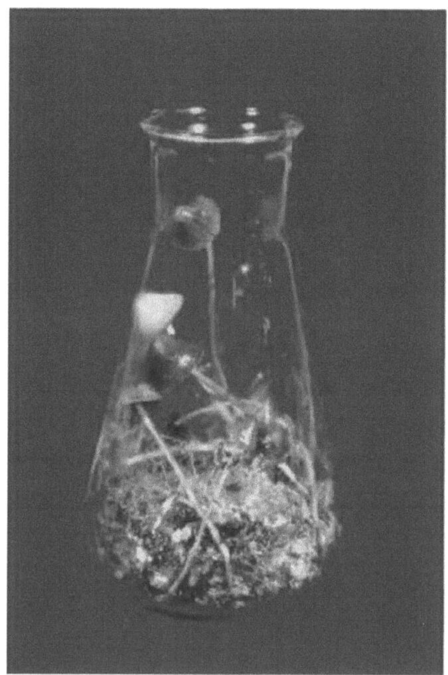

Fig.5. Psilocybe semilanceata em investigação própria

A espécie Psilocybe semilanceata contém quantidades comparativamente elevadas de psilocibina e também muita baeocistina (14, 16, 19), que é o análogo monometílico da psilocibina **(figura 6)**. O composto fenólico psilocina encontra-se apenas em vestígios nestes cogumelos.

Repke etal. (15) descreveram a ocorrência generalizada de baeocistina em espécies de cogumelos psicoactivos.

Assim, esta substância desempenha um papel importante na via de biossíntese da psilocibina. A baeocistina é também um composto psicoativo (9). A Psilocybe semilanceata cultivada em laboratório não produziu

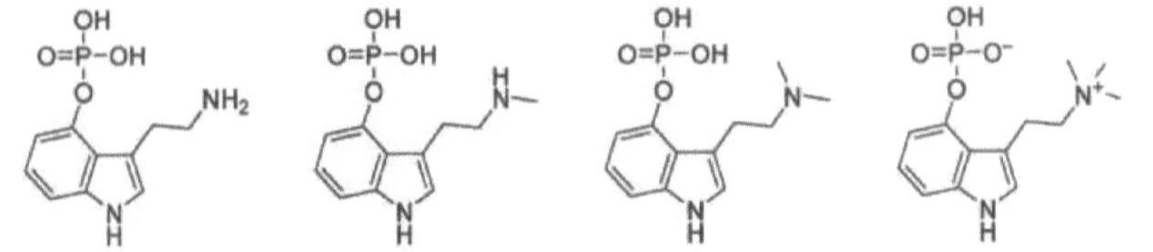

Norbaeocystin (1) Baeocystin (2) Psilocybin (3) Aeruginascin (4)

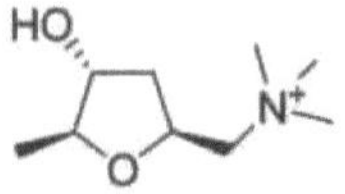

Muscarine (5)

Fig. 6: Aeruginascina e derivados com quantidades detectáveis de psilocina.

Os teores de psilocibina e baeocistina variaram de um fluxo para o outro, mas, em geral, eram muito semelhantes aos dos cogumelos cultivados naturalmente (quadro 3).

Os elevados níveis de psilocibina e baeocistina fazem do Psilocybe semilanceata uma das espécies mais potentes e uma das mais constantes em termos de quantidade em comparação com outras espécies, mesmo no caso das espécies mexicanas.

O Psilocybe semilanceata é uma espécie que se cora apenas de forma inconsistente. Embora o grau de descoloração seja relativamente pequeno, é particularmente notório quando os cogumelos estão molhados.

O grupo fosfato da baeocistina também impede a oxidação direta do alcaloide. No entanto, o fenómeno típico da coloração azulada ocorre após a remoção enzimática do grupo fosfato da baeocistina, tal como acontece com a psilocibina.

A psilocibina, como parte do material seco do cogumelo, é uma substância notavelmente durável no Psilocybe semilanceata.

Uma amostra de cogumelos dessecados datada de 1869, proveniente de um herbário finlandês, ainda continha 0,014% de psilocibina detectada em 1984 (20).

CAPÍTULO 3

Psilocibo samuiensis

Em 1991, Psilocybe samuiensis Guzman, Bandala & Allen foi registado pela primeira vez na ilha Koh Samui da Tailândia (1, 2, 22). Este cogumelo tropical foi encontrado pela primeira vez no início de agosto. Cresce em solos argilosos, bem adubados, em pastagens, prados ou entre arrozais.

Psilocybe samuiensis é muito semelhante a Psilocybe semilanceata e Psilocybe mexicana **(figura 7)**.

Nos estudos químicos, foram analisados 15 espécimes de corpos frutíferos de ocorrência natural de Psilocybe samuiensis (22). Foram encontradas quantidades elevadas de psilocibina (até 0,90 % de peso seco) e alguns espécimes continham concentrações semelhantes de psilocina (0,05 - 0,81 % de peso seco).

A baeocistina, o precursor da psilocibina, também foi detectada (0,01 - 0,05 % de peso seco) em todos os espécimes de ocorrência natural, mas em concentrações muito menores do que a psilocibina (22).

Estes resultados diferem significativamente das concentrações elevadas de baeocistina e apenas vestígios de psilocina que foram detectados em Psilocybe semilanceata tanto em espécimes de campo de ocorrência natural de várias origens como em corpos de fruto cultivados in vitro.

O Psilocybe samuiensis apresenta uma reação de azulamento mais impressionante do que o Psilocybe semilanceata. O micélio foi obtido a partir dos esporos de espécimes secos. Verificou-se que a psilocibina estava presente no micélio de cultura não azulado de Psilocybe samuiensis.

Quantidades de psilocibina, variando de 0,24 a 0,32 de peso seco, foram analisadas em 5 lotes diferentes de micélio cultivado durante um período de 4 semanas (22). Curiosamente, não foram detectados outros derivados de indol nos extractos do micélio cultivado in vitro.

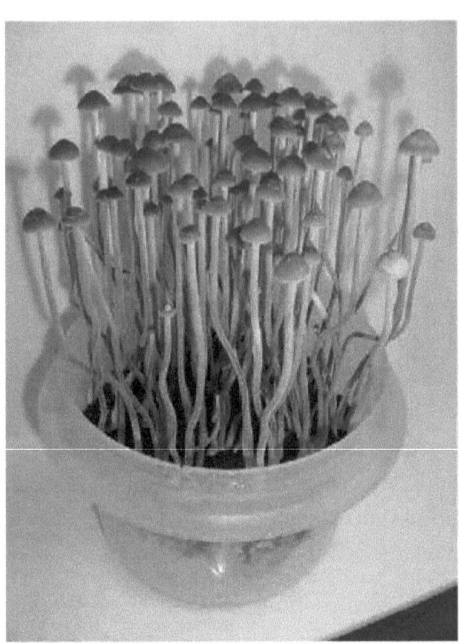

Fig.7.Psilocybe samuiensis

As análises revelaram também que estas quantidades de psilocibina eram inferiores às detectadas nos cogumelos cultivados de Psilocybe samuiensis (quadro: 4). A espécie cresce bem em cereais como o centeio ou o arroz. Uma mistura de centeio / estrume de cavalo / água (2: 1:2) produziu corpos de fruto após 4 a 16 semanas.

Até 4 enxurradas de corpos de fruto produziram muitos cogumelos durante o processo de cultivo

Concentrações idênticas dos alcalóides psilocibina, psilocina e baeocistina foram encontradas em corpos frutíferos e cogumelos cultivados na Tailândia (22) (Quadro: 4).

Psilocibo natalensis

Durante a investigação micológica de campo na África do Sul em janeiro/fevereiro de 1994 encontrámos uma nova espécie de Psilocybe azulada na província de Natal em 22 e 27 de janeiro (23).

Os cogumelos esbranquiçados cresceram num velho pasto de vacas, em solo rico, mas não diretamente sobre estrume, perto do monumento histórico O'Neil's cottage **(Figura 8)**.

Dois meses antes, o pasto foi fertilizado com uma mistura de nitrato de amónio e calcário e, por isso, a erva estava muito verde. Encontrámos os cogumelos em pastagens com temperaturas superiores a 30 graus Celsius em plena luz do sol (altitude: 1500 m).

5 a 10 minutos após a colheita, a coloração azul-esverdeada do caule começou a desenvolver-se lentamente.

Não foi possível encontrar na literatura uma descrição desta primeira espécie indígena de Psilocybe da África do Sul e, por conseguinte, descrevemos os cogumelos como a nova espécie Psilocybe natalensis Gartz, Reid, Smith & Eicker (23).

Trata-se de uma espécie de Psilocybe invulgarmente seca, esbranquiçada e com uma grande coloração azulada, uma vez que a maioria dos outros membros psicoactivos do género são fortemente higrófanos e têm capas castanhas viscosas e profundas quando húmidas, que desvanecem quando secam, tornando-se esbranquiçadas, como o Psilocybe semilanceata e as espécies florestais do final do outono (1,2).

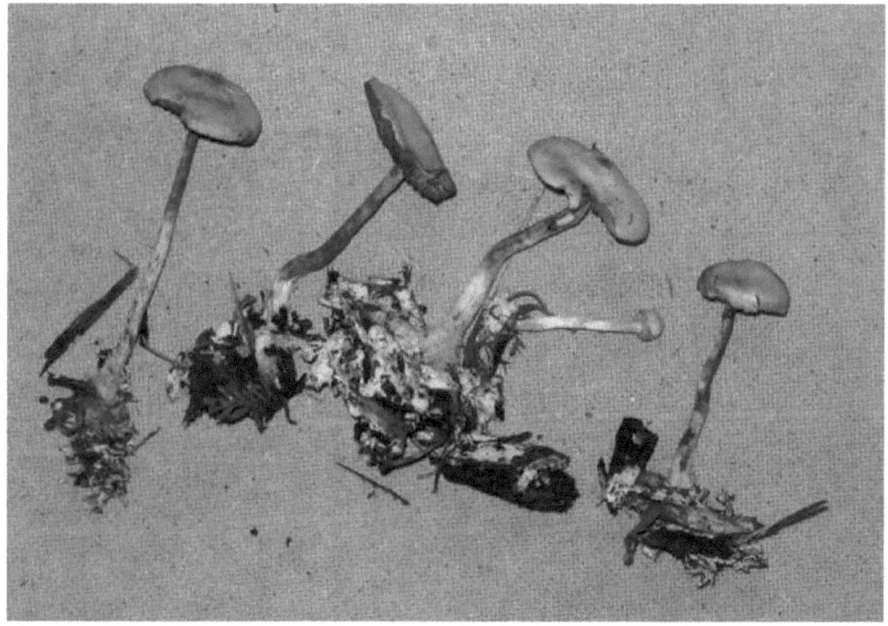

Fig.8.Psilocybe natalensis

A psilocibina e o seu precursor baeocistina, bem como a psilocina, foram encontrados em todos os corpos de fruto de Psilocybe natalensis (quadro 5) (24).

Em Psilocybe natalensis, verificou-se que a psilocibina era acompanhada apenas por pequenas quantidades de baeocistina.

As concentrações de alcalóides em Psilocybe natalensis eram muito semelhantes às quantidades em Psilocybe samuiensis da Tailândia.

Os esporos das cápsulas dos cogumelos germinam facilmente em ágar malte (1 - 6%) e os micélios lineares brancos crescem rapidamente em ágar e mesmo em cereais (centeio, trigo, arroz) (23).

Apenas a psilocibina foi encontrada no micélio cultivado em ágar malte, de coloração azulada.

Quantidades de psilocibina, variando de 0,13 a 0,28% de peso seco, foram analisadas em 4 lotes diferentes cultivados durante um período de 4 semanas.

Os negros da tribo Zulu que vivem perto da casa de campo de O'Neil não têm conhecimento da ação psicoactiva dos cogumelos e não comem cogumelos de todo.

CAPÍTULO 4

Espécies florestais

Psilocybe bohemica

J. Kubicka descobriu pela primeira vez uma nova espécie de cogumelo em 6 e 13 de dezembro de 1942 na aldeia de Poricko v Posavi, no vale do riacho Kresicky, perto de Sazava (República Checa). Em 1950, o micologista J. Herink descreveu o cogumelo em pormenor. Posteriormente, S. Sebek designou os cogumelos como Psilocybe bohemica Sebek em 1980 (25).

Tive a oportunidade de trabalhar com Herink e outros eminentes micólogos checos na localização original em novembro de 1986. Cobrindo um segmento de quase 3 km, a espécie frutificava em lascas de madeira de Carpinus, Alus e Salix, em composto cru e também em pinhas em decomposição. Foram encontrados vários espécimes com até 15 cm de altura e com gorros de até 5 cm de largura num tronco húmido em decomposição **(Figura 9)**. Uma espécie de Psilocybe que adora água, frutifica principalmente no final do outono, quando as geadas nocturnas curtas induzem a máxima frutificação possível (1, 2, 12, 26).

Os gorros castanhos são fortemente higrófanos e a sua cor desvanece-se para esbranquiçada quando secos **(Figura 10)**. O seu odor foi comparado a tudo, desde rabanetes a papoilas.

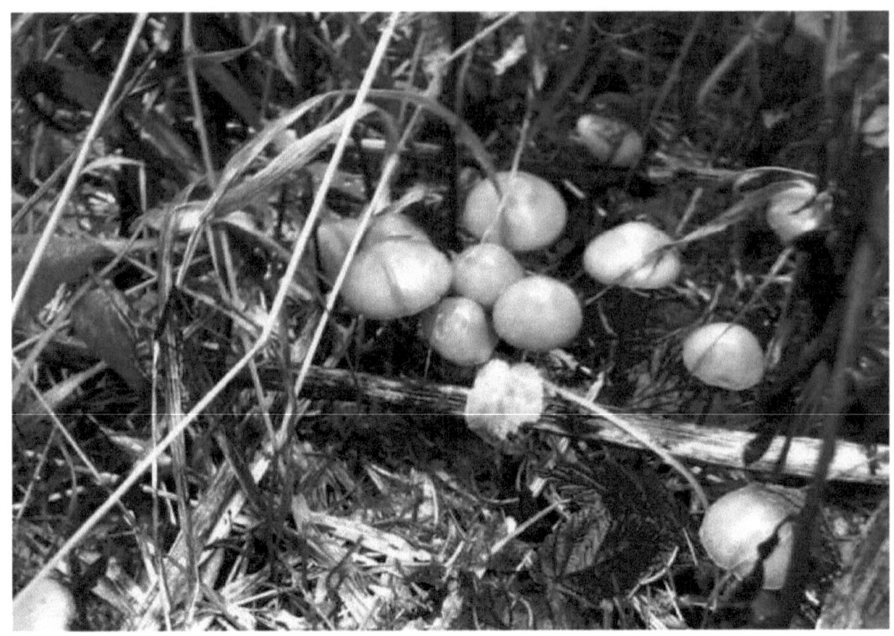

Fig. 9: Psilocybe bohemica sobre madeira

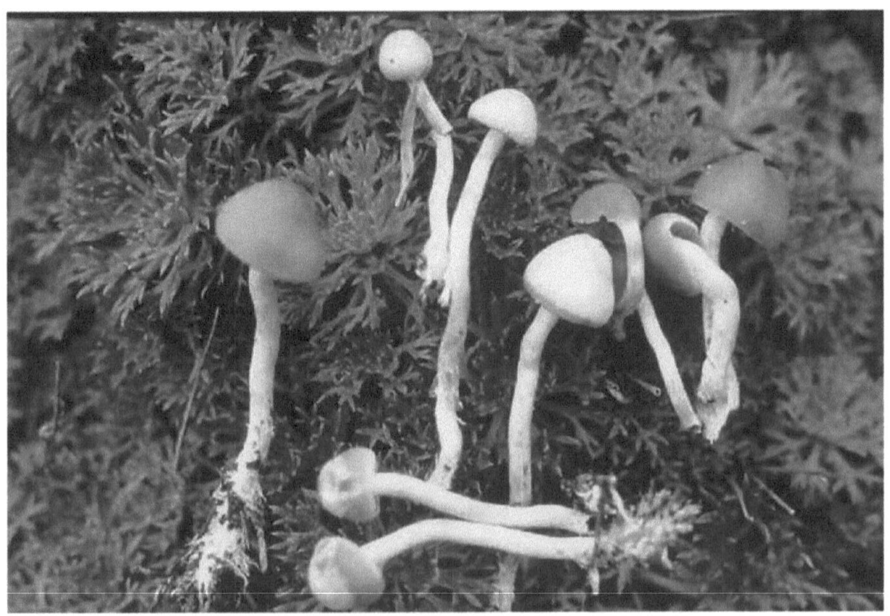

Fig.lO.Psilocybe bohemica

Os cogumelos jovens e secos desenvolvem manchas azuis intensas em resposta ao manuseamento, enquanto os corpos de fruto mais velhos tendem a ser encontrados no local com manchas azuis escuras já instaladas.

É notável o facto de os cogumelos estarem a frutificar no mesmo local durante tantos anos. De um modo geral, podemos dizer que esta espécie está num processo de expansão do seu habitat por toda a Europa. Os resultados dos meus próprios estudos revelaram níveis variáveis de alcalóides em diferentes cogumelos colhidos num local perto de Sazava (Quadro 6) (1, 12, 26, 28 29).

Verificou-se que os topos continham geralmente mais psilocibina e baeocistina do que os caules.

Os cogumelos contêm igualmente teores muito baixos de baneocistina.

Apesar da intensa reação de coloração azul, existe muito pouca ou nenhuma psilocina em Psilocybe bohemica. As observações das experiências in vitro explicam por que razão esta espécie apresenta uma forte reação de coloração azul, apesar dos níveis inexistentes de psilocina.

Aparentemente, a remoção enzimática do grupo fosfato da molécula de psilocibina ocorre muito rapidamente. Imediatamente a seguir, a psilocibina continua a decompor-se e desaparece completamente, ao mesmo tempo que são criadas várias substâncias de cor azulada.

São bastante instáveis e envolvem um tipo de ligação química conhecida como chinones. Muitos pigmentos são conhecidos por terem esta estrutura básica.

A quantidade de psilocibina variou entre O,15 e O,21 % em peso seco em 6 micélios diferentes cultivados em ágar malte a 6 % a partir de esporos durante 4 semanas e foi inferior à dos corpos de fruto cultivados naturalmente. Os micélios desprendem-se de forma consistente após a contusão e espontaneamente na idade, tal como os cogumelos naturais

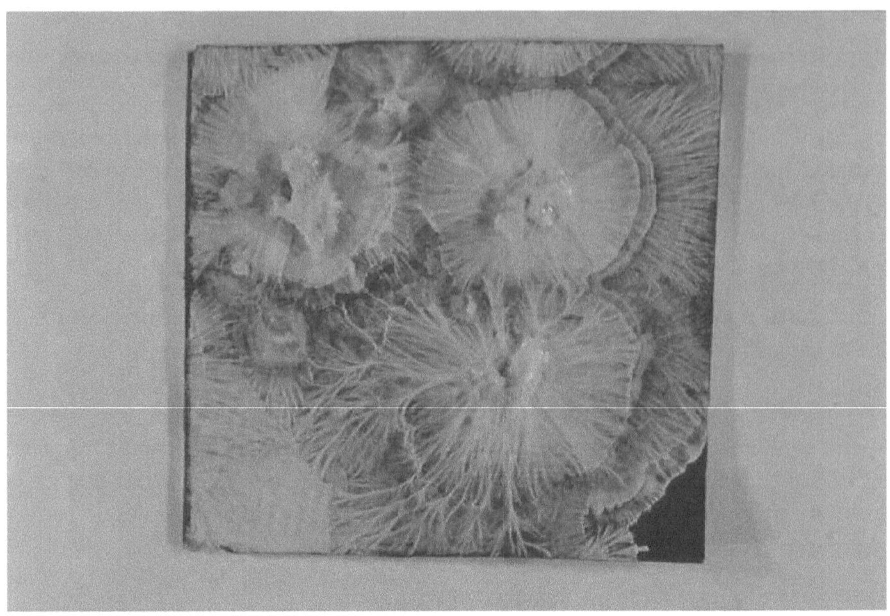

Fig.ll.Micélio de Psilocybebohemca

e outras espécies de psilocibias. Não foram encontrados outros alcalóides indólicos nos extractos dos micélios. A frutificação dos micélios em grãos de arroz/mistura de água ocorreu sem invólucro 12 semanas após a inoculação, mas apenas se uma temperatura de 4 graus Celsius por 3 dias no final do cultivo.

Esta observação está de acordo com a ocorrência dos corpos de fruto cultivados naturalmente no fim do outono e no princípio do inverno. Não se observaram primórdios em 20 culturas miceliais sem condições de frio (26).

Esta espécie necessita de luz diurna difusa para iniciar a formação de cabeças de alfinete.

Os micélios utilizam diferentes tipos de detritos vegetais e crescem mesmo em cartão molhado, onde se desenvolvem em rizomorfos, tal como aconteceria na natureza **(Figura 11)** (26). Os rizomorfos são filamentos espessos de micélios que servem para transportar nutrientes e água. Também desenvolvem manchas azuis intensas.

CAPÍTULO 5

Psilocybe cyanescens

Pelo menos três outras espécies psicoactivas de Psilocybe, para além de Psilocybe semilanceata e Psilocybe bohemica, são conhecidas na Europa.

Estudámos em pormenor estes cogumelos de restos de plantas.

Em 1946, E. Wakefield descreveu como Psilocybe cyanescens Wakefield uma amostra de cogumelos azuis com esporos escuros, recolhidos no jardim botânico de Kew, Inglaterra (30). Foi sugerido que estes cogumelos ocorreram acidentalmente, ou seja, que os esporos tinham sido importados do estrangeiro juntamente com outros materiais vegetais. A presença de tais cogumelos em jardins botânicos foi observada com bastante frequência, e tais importações são prováveis quando o cogumelo em questão nunca antes foi encontrado nas áreas circundantes.

Durante vários anos, os cogumelos foram observados a crescer em pequenos pedaços de madeira na zona florestal de Kew Gardens durante o outono.

Entre os cogumelos grandes e robustos, as caraterísticas mais notáveis são as suas cápsulas onduladas e torcidas **(Figura 12)**, em nítido contraste com o Psilocybe bohemica e outras espécies.

O Psilocybe cyanescens apresenta uma coloração azul intensa, mas o curto período de tempo e a intensidade da reação de azulamento não são tão extremos como no Psilocybe bohemica, especialmente nas tampas.

Além disso, os cogumelos castanhos e higrófanos desvanecem-se em amarelados escuros ao secarem.

A espécie também produz longos rizomorfos esbranquiçados que sobressaem da base do caule.

Pela primeira vez, Benedict et al. publicaram sobre a ocorrência dePsilocybe cyanescens no noroeste do Pacífico, EUA (31). Atualmente, esta espécie é muito comum nesta área (1, 3, 32).

Em 1975, foram também descobertos corpos frutíferos desta espécie na Holanda (33).

Depois, sabe-se que foram recolhidas outras amostras na Áustria e, em várias ocasiões, na Alemanha (1).

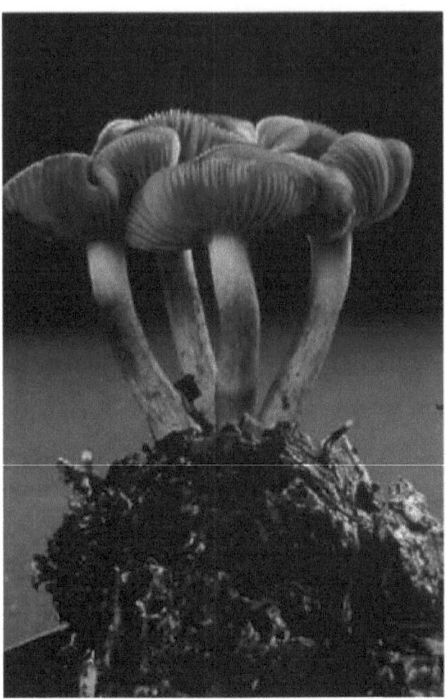

Fig.12.Psilocybe cyanescens

As colecções de Bremen e Hamburg (1982, 1983) foram especialmente interessantes porque as estufas forneceram camadas de aparas de madeira durante o outono, o que permitiu que os cogumelos frutificassem muito mais prolificamente (milhares de cogumelos) do que naturalmente nas áreas circundantes, onde a espécie também frutificava em vários locais (1).

Em 1986, foi relatada pela primeira vez a existência de Psilocybe cyanescens na Alemanha Oriental (34).

Depois deste prelúdio, podemos agora dizer que esta espécie psicoactiva e conspícua está em vias de expandir o seu habitat por toda a Europa, especialmente nas zonas urbanas, em outubro e novembro.

A utilização crescente de fertilizantes, a acidificação do solo em muitas regiões e a presença, em qualquer parque ou floresta, de uma grande variedade de substâncias férteis, como a cobertura vegetal, são factores que provavelmente contribuirão para que o Psilocybe cyanescens atinja uma área de distribuição notavelmente vasta no futuro.

Em 1991-1994, 1996 e 2000, tive a oportunidade de trabalhar no Noroeste do Pacífico, EUA, em investigação micológica de campo para comparar as espécies americanas com as europeias.

De facto, todas as descrições e fotografias macroscópicas e microscópicas correspondem a Psilocybe cyanescens em ambos os domínios.

A Psilocybe cyanescens é uma espécie muito psicoactiva (35, 36).

Há cerca de 20 anos, a espécie Psilocybe cyanescens foi confundida com a espécie comestível Armillaria mellea (o cogumelo do mel) na zona de Leipzig, na Alemanha. As espécies de Psilocybe aglomeravam-se em madeira apodrecida, que é a localização típica da Armillaria mellea. Nestes casos, foram observados efeitos psicoactivos muito fortes (36).

Foram detectadas concentrações elevadas de psilocibina e, por vezes, quantidades mais elevadas de psilocina em todos os extractos de Psilocybe cyanescens (37) (quadro: 7).

Verificou-se uma variação das concentrações de derivados de indol nos cogumelos.

As quantidades menores de baeocistina eram semelhantes às de Psilocybe bohemica, Psilocybe samuiensis e Psilocybe natalensis, mas muito inferiores às de Psilocybe semilanceata.

A quantidade de psilocibina variou de 0,22 a 0,34 % em peso seco em 5 micélios diferentes de Psilocybe cyanescens cultivados em ágar malte a 4 %.

Curiosamente, não foi possível detetar qualquer outro derivado de indol nos extractos.

Nas minhas próprias experiências, os micélios de Psilocybe cyanescens em ágar malte foram transferidos para uma mistura de pó de serra, grãos de arroz e água.

Após 3 semanas de crescimento, os micélios desenvolvidos inocularam algumas lascas de madeira e a espécie frutificou após 2 meses em 4 fluxos (37).

Os teores de alcalóides obtidos nestes cogumelos cultivados eram semelhantes aos dos corpos de fruto encontrados em vários locais.

As concentrações variaram mesmo no mesmo lote (Tabela: 8).

CAPÍTULO 6

Psilocibo azurescens

Espécimes de uma nova e forte espécie de cogumelo azulado foram recolhidos pela primeira vez numa planície aluvial ao longo da rede do rio Columbia, perto de Astoria, Oregon, em outubro de 1979. Os colectores eram apenas amigos dos cogumelos e o seu nome "Psilocybe astoriensis" não era uma classificação micológica correta.

Por conseguinte, estudámos os mushooms em pormenor e criámos um novo taxon para esta espécie distinta:

Psilocybe azurescens Stamets & Gartz (38, 39).

Este cogumelo cresce naturalmente, muitas vezes de forma prolífica e em grupos, ao longo da costa norte do Oregon, perto de Astoria, favorecendo os terrenos adjacentes à linha costeira.

O crescimento é cespitoso a gregário em lascas de madeira de folha caduca, ou em solos arenosos ricos em detritos lignicolosos. Atualmente, esta espécie adaptativa pode ser encontrada em Washington, Califórnia, Novo México, Wisconsin, Vermont, Ohio e em alguns estados do Leste, no Canadá e na Europa, especialmente na Alemanha, Suíça e Áustria (2, 24, 35,38).

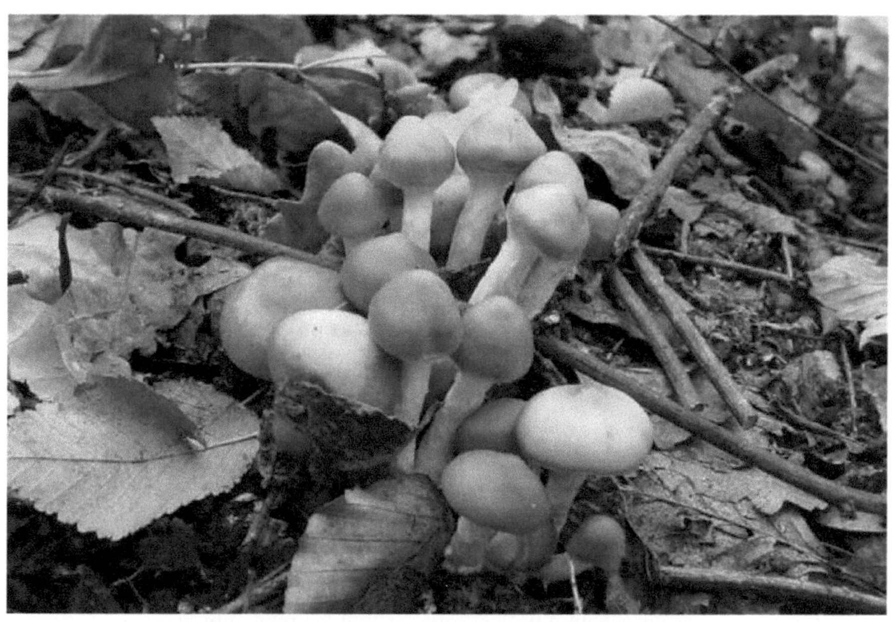

Fig. 13: Psilocybe azurescens (cogumelos jovens)

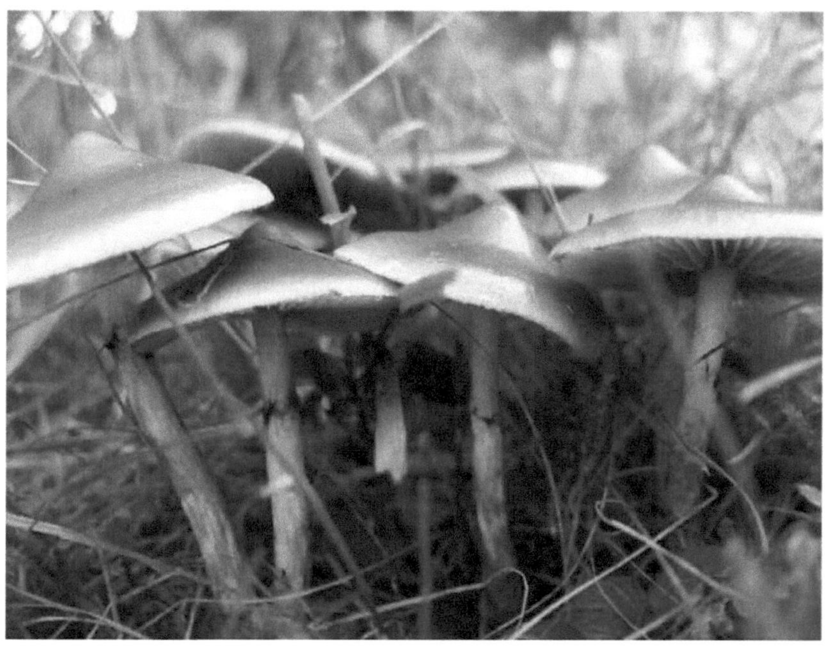

Fig.14.Psilocybe azurescens

A frutificação desta espécie começa no final de setembro e continua muito depois da primeira geada curta, muitas vezes até ao final de dezembro e início de janeiro.

O Psilocybe azurescens gera um tapete micelial extenso, denso e tenaz com rizomorfos, semelhante ao do Psilocybe cyanescens.

O Psilocybe azurescens tem uma forma muito maior do que a maioria das outras espécies do género Psilocybe.

Os gomos podem atingir 100 mm de diâmetro e os caules até 200 mm.

Os gorros apresentam um umbo persistente, largo mas pronunciado, sem a margem sinusoidal caraterística do Psilocybe cyanescens.

A cor higrófana, castanha a caramelo, desvanece-se para uma cor palha clara na secagem (38).

O Psilocybe azurescens apresenta uma reação invulgar de azulamento rápido.

Com a idade, os cogumelos tornam-se pontilhados com zonas azuis escuras ou pretas azuladas (2, 38).

Os gorros e os caules apresentam uma coloração azulada mais rápida e mais forte do que a do Psilocybe cyanescens, que é semelhante à do Psilocybe bohemica.

Os micélios densos e os rizomorfos desenvolvem frequentemente tons azuis durante o seu crescimento nos detritos de madeira. Em concordância com a diferenciação micológica, o autor encontrou barreiras reprodutivas completas entre 80 pares aleatórios de monocariontes de Psilocybe azurescens, Psilocybe cyanescens e Psilocybe bohemica (38). Uma vez que os monocariontes de esporos isolados de cada uma destas espécies se revelaram incompatíveis, estes taxa parecem ser autónomos.

Em comparação com outras espécies de Psilocybe e outros géneros psicoactivos, os corpos frutíferos de Psilocybe azurescens contêm concentrações invulgarmente elevadas de psilocibina, baeocistina e psilocina, que se acumulam até mais de 2 % do peso seco dos cogumelos.

Os cogumelos podem ser as espécies mais potentes do mundo.

Foram detectadas concentrações muito elevadas de psilocibina em todos os cogumelos (Tabela: 9 - 12).

Curiosamente, a cromatografia em camada fina (TLC) revelou um perfil quase idêntico dos extractos de Psilocybe semilanceata e Psilocybe azurescens (psilocibina, baeocistina e seis alcalóides menores !.[18].[38λ]

Psilocybe cyanescens, Psilocybe bohemica, Psilocybe samuiensis e Psilocybe natalensis não produziram estas substâncias menores.

Também foram encontradas quantidades tão substanciais de baeocistina em Psilocybe semilanceata.

Foram detectados níveis relativamente elevados de psilocina em todos os cogumelos de Psilocybe azurescens.

Neste caso, níveis muito elevados de alcalóides estão correlacionados com uma reação de azulamento muito forte.

As concentrações mais elevadas foram encontradas nos basidiocaps mais pequenos (Tabela: 9, 10).

Os teores de alcalóides dos cogumelos cultivados eram da mesma ordem de grandeza que os encontrados nos cogumelos da natureza (Quadro: 9, 10).

É também interessante o facto de as concentrações de alcalóides em Psilocybe azurescens serem muito semelhantes às dos cogumelos da Alemanha e dos EUA (quadro: 11, 12).

Como composto primário, o Psilocybe azurescens apresenta um crescimento mais agressivo dos micélios em vários substratos de madeira e um potencial de frutificação mais elevado do que o Psilocybe bohemica e mesmo do que o seu parente Psilocybe cyanescens (18).

O Psilocybe azurescens é capaz de crescer numa grande variedade de resíduos, incluindo jornais e cartão (18).

A nossa investigação mostrou que a síntese de alcalóides em Psilocybe cubensis é suprimida quando o micélio cresce utilizando meios de ágar suplementados com mais de 10 % de açúcar de malte (41).

A investigação mostrou também que o teor de alcalóides é geralmente baixo nos micélios em comparação com os corpos frutíferos de Psilocybe bohemica e Psilocybe cyanescens.

No Psilocybe cubensis, a síntese principal de alcalóides ocorre durante a diferenciação dos micélios em corpos frutíferos (41).

É interessante que nos micélios de Psilocybe azurescens, para além da psilocibina, ocorre a biossíntese da psilocina e da baeocistina (Quadro: 13).

A biossíntese dos alcalóides é completamente suprimida com um teor de 10 % do nutriente.

CAPÍTULO 7

Psilocybe germanica

No outono de 2014, descobrimos uma nova espécie de blueing a partir de aparas de madeira na Saxónia, Alemanha (42). Nessa altura, foram também encontradas outras espécies de resíduos de madeira (Psilocybe cyanescens, Psilocybe bohemica, Psilocybe azurescens) a alguns quilómetros desta área (42).

Assim, foi possível fazer uma diferenciação clara mesmo entre os cogumelos frescos e publicámos a descrição:

Psilocybe germanica Gartz & Wiedemann (42) **(Figura 15)**

Até à data, os cogumelos só foram observados em parques, com a possibilidade de crescerem em florestas no futuro.

Pode ser observado um crescimento gregário a cespitoso da espécie, também em cascas de árvores em mistura com solo e outros detritos de madeira.

Os cogumelos aparecem de setembro a novembro. O novo Psilocybe germanica apresentou uma combinação única de caraterísticas relacionadas com caules e gorros (42).

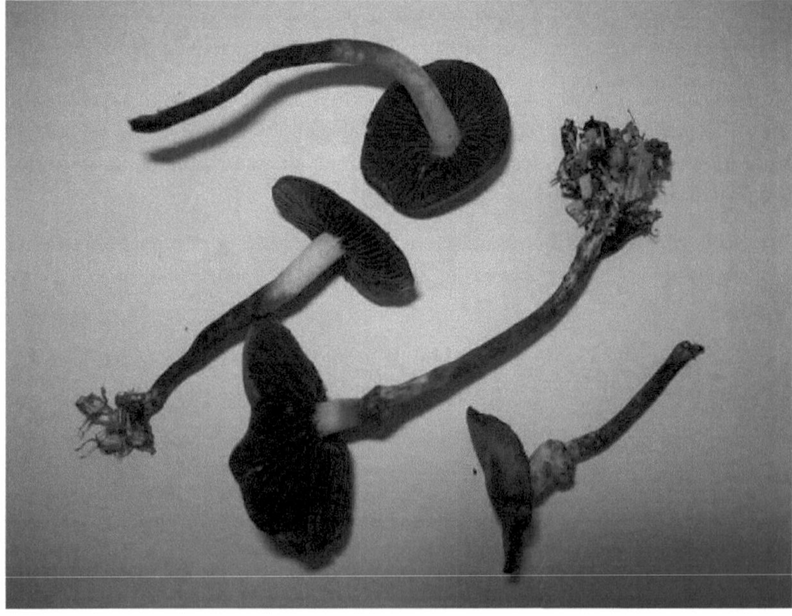

Fig. 15: Psilocybe germanica da Alemanha

Os gorros higrófanos, de cor castanha escura, do Psilocybe germanica desvanecem-se com a secagem, tornando-se esbranquiçados. Durante o desenvolvimento, surge rapidamente uma coloração cinzenta-azulada espontânea no umbo persistente. Além disso, com a idade, desenvolve-se uma forte coloração azulada, especialmente após a chuva e durante o congelamento.

A contusão da polpa branca também produz uma forte cor azul **(Figura 16)**.

O cheiro dos cogumelos frescos é agradavelmente aromático.

O primeiro contacto com o caule apresenta uma coloração verde até uma mudança muito rápida para azul profundo. Os rizomorfos da base dos caules mantêm as lascas de madeira juntas, como nos casos das outras espécies de Psilocybe mencionadas.

A Psilocybe germanica apresentou teores de alcalóides semelhantes aos conhecidos da Psilocybe semilanceata, sem quantidades significativas de psilocina (quadro 14).

Além disso, os 6 compostos menores em Psilocybe semilanceata e Psilocybe azurescens também podem ser detectados em extractos de Psilocybe germanica.

Mas a reação de azulamento nesta espécie é muito mais forte do que na Psilocybe semilanceata.

Uma análise de mushooms comuns em pó e secos (80 corpos de fruto jovens e velhos) produziu 0,73% de psilocibina e 0,16% de baeocistina sem psilocina.

As análises revelam uma pequena variação dos teores de alcalóides nos cogumelos.

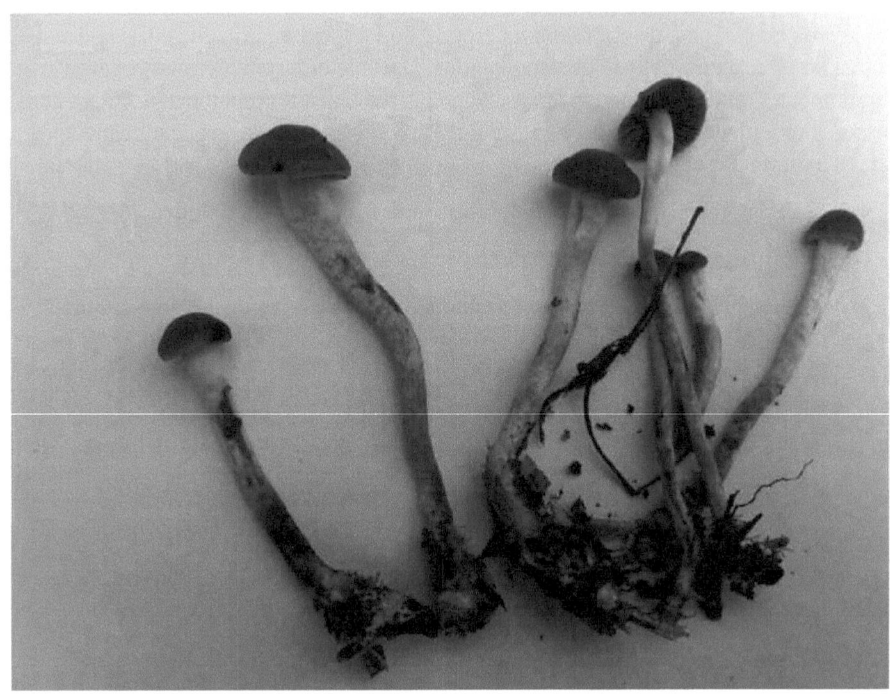

Fig. 16: Psilocybe germanica

Os esporos germinam bem em ágar malte a 4% e o resultado é um micélio esbranquiçado de crescimento muito rápido.

A quantidade de psilocibina variou de 0,21% a 0,28% de peso seco em 5 micélios diferentes com um tempo de cultivo de 4 semanas. Apenas foram detectados vestígios de baeocistina e nenhuma psilocina. Este facto contrasta fortemente com os resultados das análises dos cogumelos.

Os micélios despontam de forma consistente após a contusão e espontaneamente na idade após cerca de 6 dias de cultivo nesta concentração de ágar.

Tal como se observou anteriormente com a espécie psicoactiva potente Psilocybe cyanescens, espera-se que a Psilocybe germanica possa atingir uma área de distribuição notavelmente vasta no futuro, dada a utilização moderna de cobertura vegetal em parques e jardins.

CAPÍTULO 8

O GÉNERO CONOCYBE

Conocybe cyanopus

Ao estudar os cogumelos psicoactivos do México durante a década de 1950, R. Heim descreveu uma nova espécie do género Conocybe. Conocybe siligineodes Heim foi relatado como crescendo até 8 cm, um belo cogumelo de cor castanha avermelhada a laranja que se desenvolvia em madeira podre e que também era usado como espécie psicotrópica pelos índios. No entanto, a espécie não voltou a aparecer na literatura, nem a composição química ou os efeitos destas amostras foram publicados. Guzman não conseguiu encontrar a espécie aqui. Da mesma forma, ele não descobriu o uso nativo de nenhum tipo de espécie de Conocybe.

São conhecidas cerca de 55 espécies do género Conocybe na Europa e na América, que existem saprofiticamente em composto e em madeira podre. Além disso, a diferenciação destas espécies pequenas e frágeis é, por vezes, muito problemática. Para além disso, crescem principalmente em áreas com relva e musgo onde são facilmente ignoradas (1). Mas existe uma espécie com síntese de psilocibina e baeocistina nos corpos frutíferos.

Curiosamente, este Conocybe cyanopus (Atk.) Kuhner também apresenta uma descoloração azulada na base do caule **(Figura 17)**.

Por volta de 1930, J. Schaffer descobriu numerosas espécies de Conocybe que cresciam em abundância numa área de relva fertilizada perto de Potsdam, na Alemanha.

Uma nova espécie desta coleção foi Conocybe cyanopus, que também foi encontrada em Berlim e nas montanhas Harz da Alemanha (1).

Depois soube-se que esta espécie já tinha sido encontrada nos E.U.A. (Ithaca NY) em 1918 e foi considerada por Kuhner como idêntica aos cogumelos europeus (1· 2). ...

A espécie Conocybe é muito rara na Europa. Para além da descoberta de Schaffer, o cogumelo só foi encontrado ou descrito duas vezes (!) no território da antiga Alemanha de Leste nos últimos 60 anos. Ambas as descobertas foram efectuadas durante a década de 1980 (Figura: 17).

Tive a sorte de obter uma amostra de Conocybe cyanopus para análises químicas.

A psilocibina foi descoberta pela primeira vez numa amostra de corpos frutíferos desta espécie que tinha sido recolhida em 4 de setembro de 1961 em Seattle, WA. Não foi detectada psilocina para além da determinação qualitativa da psilocibina (31).

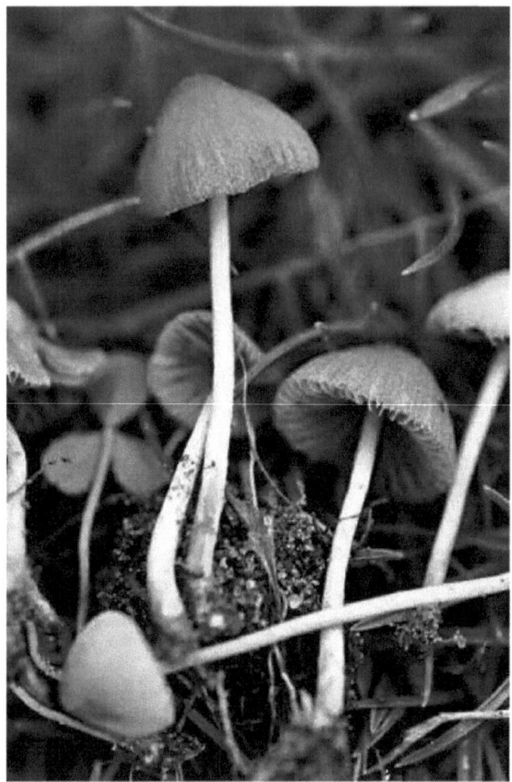

Fig.17.Conocybe cyanopus

Curiosamente, a segunda amostra descoberta na Alemanha Oriental foi encontrada em julho de 1989, também perto de Potsdam.

A amostra recolhida em 1989 era constituída por cinco cogumelos que apresentavam concentrações de psilocibina e baeocistina semelhantes aos níveis encontrados no Psilocybe semilanceata (9) (quadro 15).

O Conocybe cyanopus é uma espécie cujos caules apenas desenvolvem ligeiras manchas em reação à pressão e apenas após um período de tempo relativamente longo, à semelhança do Psilocybe semilanceata.

Após vários dias, os esporos de um dos corpos frutíferos germinaram em ágar malte e, em comparação com outras espécies, começaram a crescer muito lentamente para as suas formas permanentes ou 'escleróciosʼ.

Os esclerócios de Conocybe cyanopus não apresentavam descoloração azul, e verificou-se que continham 0,25% de psilocibina quando secos, não tendo sido detectados outros alcalóides (9).

Em resumo, é razoável supor que, devido ao seu pequeno tamanho e extrema raridade, Conocybe cyanopus é uma espécie que não contribui significativamente para as intoxicações na Europa e na América do Norte, mesmo no futuro.

CAPÍTULO 9

O GÉNERO PLUTEUS

Pluteus salicinus

O Pluteus salicinus (Pers.: Fr.) Kummer foi descrito na Europa há cerca de 200 anos. Desde então, no entanto, raramente foi mencionado na literatura, e apenas brevemente. Alguns métodos taxonómicos de classificação utilizados anteriormente podem ainda hoje causar confusão.

Pluteus salicinus é um destruidor final de madeira, ou seja, os cogumelos crescem saprofiticamente em madeira que parece podre e descolorida, porque se decompôs devido à presença de outras espécies ao longo de muitos anos (1).

Em contraste, as espécies de Psilocybe da floresta crescem em lascas de madeira fresca, mas também podem utilizar detritos e húmus bruto.

Pluteus salicinus frutifica de maio a outubro em cepos de salgueiros, amieiros, tílias, faias, choupos, áceres e possivelmente também em restos de madeira de outras espécies de árvores. O facto de este cogumelo não ter sido a causa de qualquer intoxicação pode ser explicado pela ocorrência dos seus corpos frutíferos nos cepos das árvores como cogumelo único ou em grupos de muito poucos cogumelos. Além disso, em comparação com outros cogumelos que habitam a madeira, esta pequena espécie não tem um aspeto muito atraente **(Figura 18)**.

A primeira descrição que fornece provas qualitativas da presença de psilocibina e psilocina foi fornecida por Saupe em 1981, que examinou extractos dePluteus salicinus de Illinois, EUA, surpreendentemente; a psilocina revelou-se o alcaloide com os níveis mais elevados de concentração nas amostras testadas. (43).

Os cogumelos apresentavam caules com uma descoloração espontânea cinzento-verde ou verde-azul na base, cores intensas em resposta à pressão.

Os cogumelos mais velhos são por vezes de cor verde azeitona.

Há também cogumelos desta espécie que são brancos.

No entanto, estes corpos de fruto albinos têm caules cujas bases apresentam uma ligeira coloração cinzento-esverdeada.

As minhas próprias análises de cogumelos não azulados (!) recolhidos em Thuringen, Alemanha, em 1986, revelaram elevadas concentrações de alcalóides (44).

Esta análise encontrou concentrações de psilocibina semelhantes às da Psilocybe semilanceata (quadro 16). Os gorros continham mais alcalóides do que os caules, o que também foi o caso da beaocistina e da ureia. A ureia é um composto simples e um produto do metabolismo de algumas moléculas que contêm azoto. Mas a ureia tem uma importância quimiotaxonómica. Todas as espécies de Panaeolus (com ou sem psilocibina) contêm este composto que não se encontra nas espécies psicoactivas de Psilocybe (1, 10, 12).

Outras análises próprias de cogumelos azuis de Pluteus salicinus confirmaram a presença de apenas cerca de 0,2 a 0,7 % de psilocibina no peso seco, com quantidades muito pequenas de baeoxistina (quadro: 17). Estes resultados indicam que a variabilidade do teor de alcalóides em Pluteus salicinus ainda não foi suficientemente calibrada.

Por conseguinte, são necessárias mais análises.

Contrariamente às conclusões baseadas em estudos sobre cogumelos colhidos na América, é certo que os espécimes europeus não produzem quantidades significativas de psilocina (44, 45).

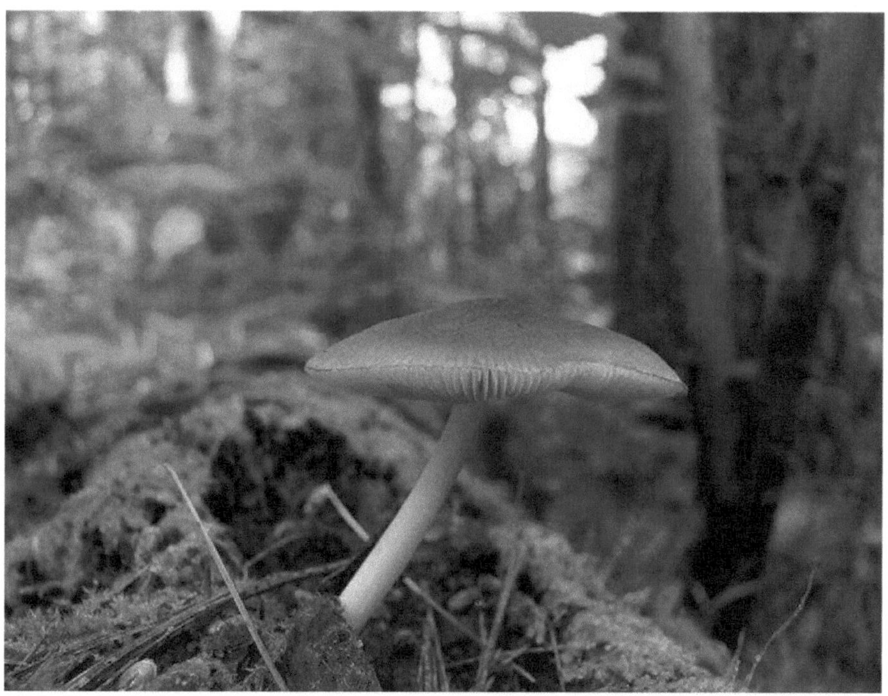

Fig.18.Pluteus salicinus

Além disso, um exame do material original de Saupe produziu uma espécie diferente, em contraste com a espécie original da Europa (45).

Estas descobertas mostram que os cogumelos com o mesmo nome de diferentes continentes são não necessariamente idênticos.

Outras espécies muito raras de Pluteus com descolorações azuladas ou violetas são mencionadas na literatura, como um Pluteus cyanopus da Europa (também na América?) ou em Pluteus nigroviridis, uma espécie extremamente rara da Hungria (1).

Por conseguinte, são urgentemente necessárias análises adicionais deste género bastante negligenciado na Europa e na América.

CAPÍTULO 10

O GÉNERO GYMNOPILUS

Gymnopilus purpuratus

Uma controvérsia documentada na literatura gira em torno da psicoactividade de várias espécies do género Gymnopilus.

Há mais de 70 anos, em outubro de 1942, ocorreu um caso notável de intoxicação em Cleveland, Ohio, EUA.

O caso (1):

" Uma mulher tinha ido dar um passeio no bosque uma tarde e tinha dado umas mordidelas num cogumelo que encontrou.... Assim que se deitou, começou a ter as mais gloriosas visões de cores e sons de música... Telefonou nessa mesma noite e disse que as alucinações tinham passado rapidamente e que se sentia de novo perfeitamente normal. Acrescentou que, se era assim que se devia morrer de envenenamento por cogumelos, ela estava de acordo".

Outro caso de envenenamento foi relatado em Harvard, Massachusetts, EUA, em 9 de setembro de 1966. É interessante que a intoxicação também foi causada por um erro. O homem de 56 anos teve a impressão de que o cogumelo aglomerado na madeira era realmente o cogumelo do mel, como nos casos com Psilocybe cyanescens em Leipzig (35).

Em ambos os casos, os cogumelos envolvidos foram identificados como Gymnopilusjunonius (Fr.) Orton, que também é conhecido de madeira na Europa.

As amostras de ambas as intoxicações foram analisadas e revelaram um ligeiro amargor.

Em contraste com estas impressões, o Gymnopilusjunonius da Europa tem um sabor extremamente amargo. De qualquer forma, este facto é um impedimento eficaz para a sua ingestão como cogumelos de mesa.

Apesar de Gymnopilusjunonius ser uma das espécies de cogumelos de maiores dimensões (com caules até 60 cm de altura!), não se conhecem casos europeus de intoxicações causadas por espécies de Gymnopilus. Foi determinado (1) que existem significativamente mais espécies do género Gymnopilus na América do Norte (73) do que na Europa (15).

Na sequência de mais um caso de intoxicação involuntária com a espécie norte-americana Gymnopilus validipes, verificou-se que este cogumelo continha 0,12 % de psilocibina (1).

Foi apenas através de um conjunto de circunstâncias estranhas que a presença de psilocibina e seus derivados foi finalmente confirmada em espécies de cogumelos do género Gymnopilus na Europa.

Já em maio de 1887, foi encontrada uma nova espécie de cogumelo a crescer num tronco de feto arbóreo nos jardins botânicos de Kew, em Inglaterra.

Esta descoberta acabou por levar à publicação de uma nova espécie, atualmente designada por Gymnopilus purpuratus (Cooke & Masses) Singer.

Eventualmente, a espécie passou a ser reconhecida como sendo nativa da América do Sul e da Austrália.

Em 1983, observou-se um cogumelo conspícuo que crescia em cascas e aparas de madeira descartadas perto de uma fábrica de aglomerados de madeira em Ribnitz - Damgarten, nas margens orientais do mar da Alemanha Oriental (1).

Os cogumelos tornaram-se azuis em reação à pressão e com a idade. Um estudo mais aprofundado revelou que o espécime era de facto Gymnopilus purpuratus **(Figura 19)**.

O cogumelo que, após cem anos, voltou a ser importado para a Europa.

O microclima essencial para o crescimento dos cogumelos foi criado através da mistura de estrume líquido de suíno com as aparas de madeira descartadas. Um poderoso processo de compostagem resulta do derramamento do estrume líquido em montes com até 10 metros de comprimento e vários metros de altura.

A temperatura no interior das escombreiras revelou cerca de 80 graus Celsius.

Consequentemente, o Gymnopilus purpuratus e outras espécies puderam desenvolver-se nas camadas superiores dos montes.

No final da década de 1970, foram importadas grandes quantidades de cereais para alimentação animal da Argentina. Assim, parece provável que alguns esporos de cogumelos possam ter ficado agarrados aos cereais, de onde passaram incólumes pelo sistema digestivo dos porcos e foram colonizar as pilhas de composto.

Pela primeira vez, as minhas próprias análises quantitativas de 26 cogumelos revelaram a presença de psilocibina, psilocina e baeocistina em todos os cogumelos (46) (Quadro 18).

É interessante o facto de as quantidades de psilocibina e psilocina serem muito semelhantes.

As baixas concentrações de baeocistina estavam estreitamente relacionadas com

Psilocybe natalensis ou Psilocybe samuiensis.

Verificou-se que as concentrações de alcalóides eram mais elevadas nos cogumelos mais pequenos (46).

Os esporos de Gymnopilus purpuratus germinaram rapidamente em ágar malte a 4%.

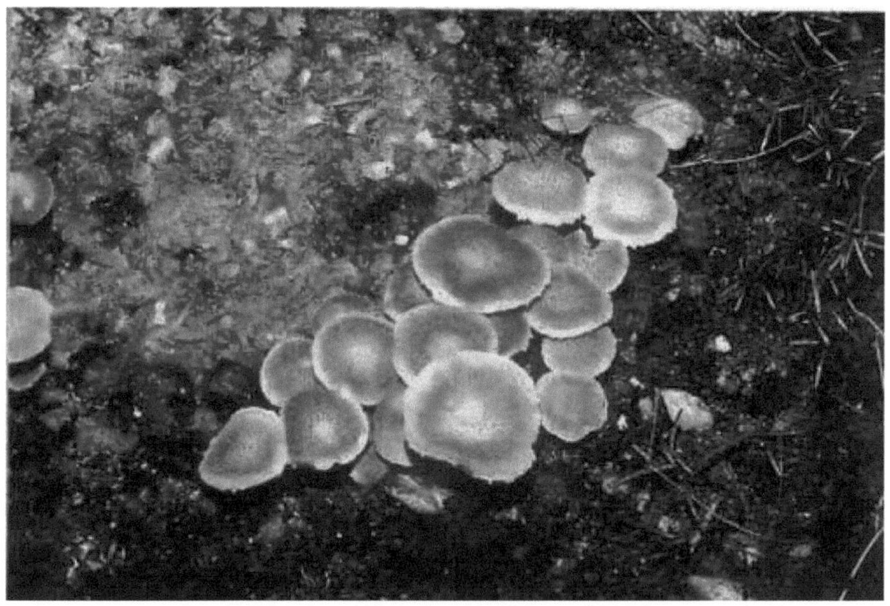

Fig.19.Gymnopilus purpuratus em pó de serra

Os micélios esbranquiçados ficam azuis de forma consistente depois de serem feridos e depois de 3 semanas de cultivo também espontaneamente, como corpos de fruto velhos de crescimento natural. Um micélio continha 0,20 % de psilocibina, 0,05 % de psilocina e 0,03% de baeocistina após 4 semanas de cultivo.

O cultivo desta espécie não tinha sido registado anteriormente (9).

A frutificação dos micélios em grãos de arroz ou serradura e mesmo em misturas ocorreu após 8 a 12 semanas depois da inoculação. Estes cogumelos cultivados eram mais pequenos do que os corpos de fruto dos montes de madeira, mas continham quantidades semelhantes de psilocibina e seus derivados como os corpos de fruto cultivados naturalmente (Quadro 19).

Verificou-se também uma variação nos teores de alcalóides de um ciclo de cultivo para outro.

Futuras investigações deverão tentar verificar a presença de psilocibina e seus derivados noutras espécies tropicais e subtropicais de Gymnopilus.

Taxonomicamente, o género ainda não foi exaustivamente estudado, e os micologistas podem querer estar atentos à ocorrência de Gymnopilus purpuratus em certos locais europeus e americanos, como jardins botânicos e herbários.

CAPÍTULO 11

O GÉNERO PANAEOLUS

Panaeolus subbalteatus

Desde 1816, pelo menos, que circulam histórias sobre intoxicações involuntárias com os cogumelos escuros (género Panaeolus) que habitam em várias regiões do mundo (1).

Isto parece ser bastante lógico, uma vez que existem mushooms produtores de psilocibina mesmo no género Panaeolus. No entanto, a questão de saber quais das 15 espécies europeias produzem efetivamente a substância psicoactiva é uma questão que continua a ser objeto de considerável controvérsia científica. Existem alguns resultados bastante conclusivos de análises bioquímicas modernas de cogumelos que foram claramente identificados ou obtidos em herbários, onde se sabia que certas espécies tinham sido depositadas. Especificamente, muitas espécies americanas do género Panaeolus não parecem ser iguais às espécies europeias com o mesmo nome.

Durante o inverno de 1915, uma espécie de Panaeolus apareceu espontaneamente numa estufa de cogumelos em Nova Iorque. Estes corpos de fruto foram acidentalmente consumidos juntamente com os champignons que aí se cultivavam. Este erro deu origem a casos de intoxicação tão notáveis que Murrill descreveu o cogumelo como Panaeolus venenosus (1).

Passou-se algum tempo até se descobrir que esta espécie tinha sido anteriormente descrita como Panaeolus subbalteatus (B.& Br.) Sacc., publicada pela primeira vez em 1887 (1).

Em 1939, estes relatos levaram R. E. Schultes a publicar que o cogumelo teonanacatl descrito na literatura mexicana dos séculos XVI e XVII era uma espécie psicoactiva de Panaeolus. No entanto, R. Wasson, R.Heim, R.Singer e G. Guzman não conseguiram documentar o uso de espécies de Panaeolus a partir da década de 1950 (1).

Na Alemanha, foram registados casos de intoxicação com cogumelos Panaeolus em 1957 e 1970. As espécies de Panaeolus que produzem psilocibina têm um atributo especial que as diferencia das espécies de Psilocybe: muito raramente desenvolvem manchas azuis quando manuseadas ou feridas.

Relatórios do Noroeste do Pacífico, nos EUA, afirmam que apenas um em cada cem cogumelos fica realmente azul após pressão nos caules ou na idade.

Ao contrário das espécies de Psilocybe, os cogumelos Panaeolus podem ser encontrados em qualquer altura, desde a primavera até ao outono. São também muito higrófagos, com gorros cuja cor pode mudar de castanho escuro para esbranquiçado ou castanho avermelhado (1).

Estudos mais recentes de material de cogumelos cuidadosamente identificado da espécie europeia Panaeolus documentaram que Panaeolus subbalteatus é a espécie psicoactiva na Europa e mesmo no Norte

América neste género. **(Figura 20)**

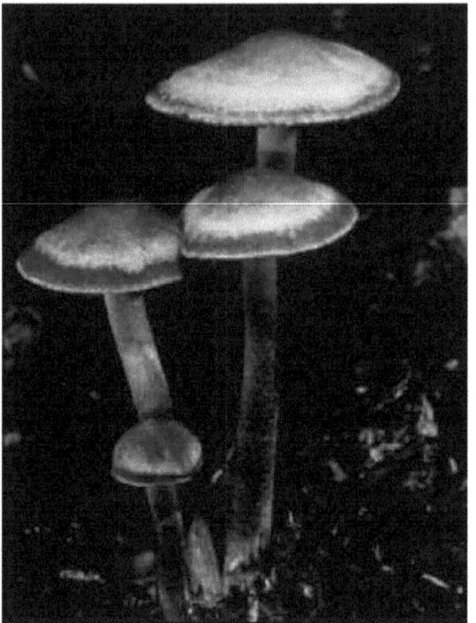

Fig.20.Panaeolus subbalteatus

As primeiras análises da espécie na América do Norte (1959) levaram ao isolamento de um composto indol solúvel em água, que atualmente se considera ser a baeocistina.

As minhas próprias análises de corpos de fruto e micélios cultivados naturalmente no local da dama na Alemanha indicaram níveis de psilocibina compatíveis com a data dos EUA (10, 12).

Os quadros 20 e 21 mostram que a natureza e as quantidades relativas das substâncias encontradas são diferentes nos corpos de fruto em comparação com o micélio de base que foi testado aqui pela primeira vez.

Foram encontradas grandes quantidades de baeocistina nos corpos dos frutos.

A ureia tem algum significado em termos de quimio-taxonomia. A substância está presente apenas nas espécies Panaeolus e Pluteus, incluindo nos cogumelos inactivos.

Todas as espécies de Panaeolus partilham uma caraterística que as diferencia de todos os outros géneros abordados neste livro.

Produzem compostos indólicos 5 - substituídos, como a serotonina e o seu precursor bioquímico 5 - hidroxitriptofano, derivado do aminoácido triptofano (1).

A serotonina é um composto amplamente encontrado em animais e seres humanos. Actua como um neurotransmissor no cérebro humano. Deve notar-se, no entanto, que tanto a serotonina como o 5 - hidroxi-triptofano são completamente inactivos quando tomados por via oral.

CAPÍTULO 12

Panaeolus cyanescens

Há espécies subtropicais e tropicais do género Panaeolus que também são altamente psicoactivas. Tal como outras espécies tropicais de Panaeolus e Psilocybe, Panaeolus cyanescens Berkeley & Broome apresenta uma forte reação de coloração azul **(Figura 21)**. Parece que a forte reação de coloração azul pode destruir muitos derivados de indol nesta espécie.

O Panaeolus cyanescens é um forte produtor de indóis, mas o seu teor é muito variável (quadro 22), mesmo em cogumelos de um local no Havai.

Aparentemente, a Panaeolus cyanescens produz um pouco mais de psilocina do que de psilocibina (quadro 22).

Ainda assim, consegui detetar 0,42 % de psilocibina nos micélios azulados de maltagar a 4% (4 semanas de cultivo) sem a presença de qualquer outro composto indólico.

O Panaeolus cyanescens também produz serotonina e o seu precursor em todos os cogumelos (quadro 22).

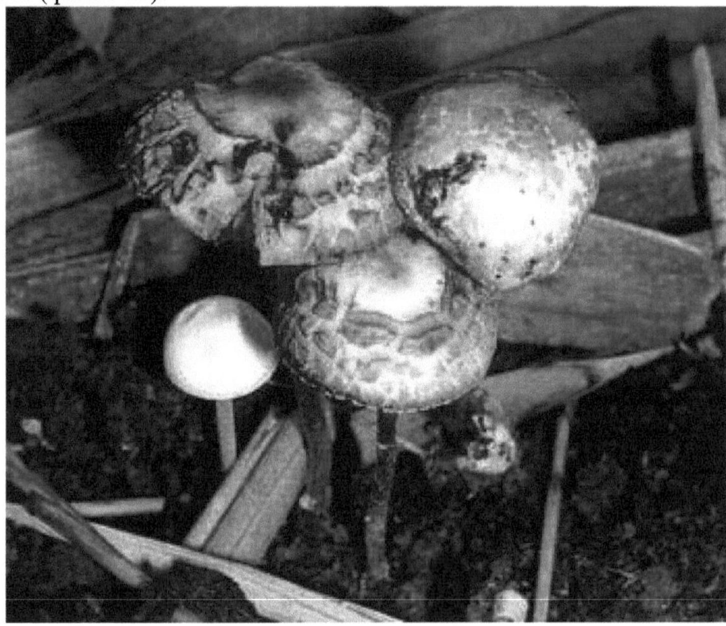

Fig.21.Panaeolus cyanescens

CAPÍTULO 13

O GÉNERO INOCYBE

Inocybe aeruginascens

Em 15 de junho de 1965, I. Ferencz descobriu corpos frutíferos como "cogumelo cabeça de fibra" em Osca, Hungria, condado de Pest. As caraterísticas dos cogumelos não correspondiam às de qualquer espécie conhecida do género Inocybe, tal como descritas na literatura. Nesse mesmo ano, bem como em várias ocasiões posteriores, os micologistas encontraram grandes quantidades da mesma espécie a crescer em diferentes locais da Hungria. Por fim, em 1968, estes cogumelos foram descritos como uma nova espécie Inocybe aeruginascens Babos (1) **(Figura 22)**:

Em 1985, os micologistas encontraram estas cabeças de fibra com descolorações esverdeadas em 17 locais na Hungria e, nos últimos anos, o Inocybe aeruginascens tornou-se o cogumelo mais comum das zonas arenosas do vale inferior em redor da capital, Budapeste (1).

Sabe-se que esta espécie frutifica isoladamente ou em grupos gregários nos solos arenosos das florestas de choupos ou em florestas mistas que incluem choupos. Os cogumelos são fiéis ao local onde se encontram e crescem todos os anos de maio a setembro, se as condições climáticas o permitirem.

Em 1975, R. Kaspar recolheu Inocybe aeruginascens também na Alemanha (Berlim) (49). Os caules esbranquiçados apresentam uma descoloração verde-azulada mais ou menos nítida após o toque e mesmo na idade espontânea (1). Se os corpos de fruto forem cortados longitudinalmente, a polpa na área exposta também se torna verde-azulada.

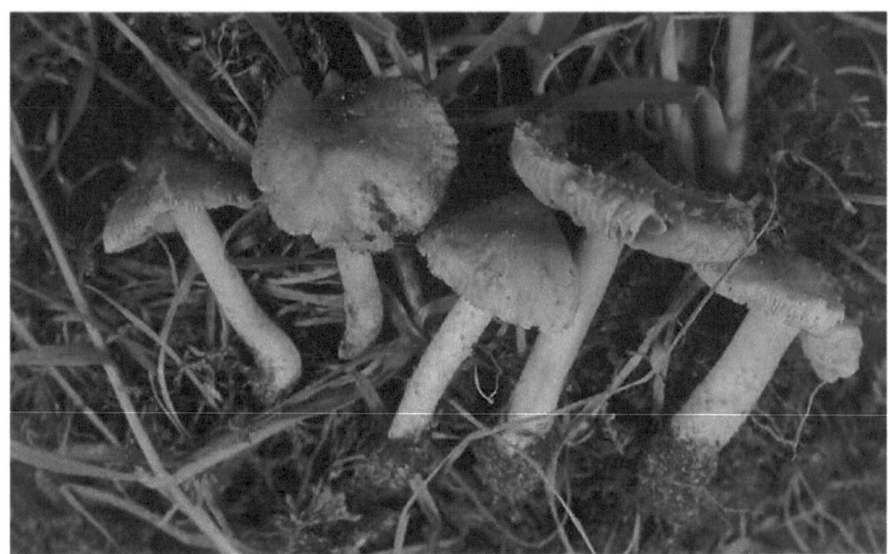

Fig.22. Inocybe aeruginascens

Apesar de um livro dos E.U.A. (2); não há nenhum odor e cheiro desagradável do grande número de corpos frutíferos de lnocybe aeruginascens (!, 49, 50).

Mais estudos revelaram que os cogumelos tinham sido incorretamente identificados. Já em 1965, foram encontrados corpos frutíferos da espécie no arboreto da Alemanha de Leste.

Muitas espécies (cerca de 160) do grande género europeu Inocybe não podem ser facilmente diferenciadas umas das outras e, por isso, atraem pouco interesse dos micologistas especializados.

Estas espécies fazem parte de um grande grupo de cogumelos que são apelidados de "LBMs" (little brown mushrooms) na literatura americana e que, como tal, colocam frequentemente problemas taxonómicos consideráveis. Outros exemplos de cogumelos deste grupo são as espécies de Panaeolus, bem como as do género Psilocybe.

Em 1983, o Inocybe aeruginascens atraiu imediatamente a atenção de bioquímicos e clínicos, depois de G. Drewitz (1921 - 2001) ter descrito misteriosas intoxicações psicotrópicas causadas por estes cogumelos na cidade e distrito de Potsdam, Alemanha, durante junho e julho de 1980 (50). A gama de efeitos observada foi sensacional para os cogumelos do género Inocybe, porque muitas das suas espécies induzem sintomas típicos de envenenamento por muscarina. A muscarina provoca sintomas parassimpaticomiméticos, tais como contração da pupila (miose), aumento da salivação e produção de saliva.

A muscarina foi identificada em pelo menos 40 espécies do género Inocybe (figura 6).

Os primeiros relatos de morte após a ingestão do potente Inocybe patouillardi Bres. contendo muscarina datam do início do século XX (1).

Com base nestes casos, G. Drewitz propôs que Inocybe aeruginascens continha psilocibina ou substâncias semelhantes, o que foi posteriormente confirmado (quadros 23 - 26).

Até 1986, foram registados mais casos de intoxicação (pelo menos 22) nos arredores de Potsdam (1):

Em cada um destes casos, os cogumelos foram erradamente identificados como o cogumelo comestível Marasmius oreades (Bolt.& Fr.). Em 1983, M. Babos relatou um caso semelhante em Budapeste, que tinha ocorrido em 1 de julho de 1970.

Em todos os casos, os sintomas terminam ao fim de algumas horas, sem efeitos secundários duradouros. Os sintomas incluem uma sensação subjectiva de diminuição da gravidade, visões coloridas, ilusões espaciais e euforia (1). O padrão regular de intoxicações involuntárias é um bom indicador da expansão do Inocybe aeruginascens para novos habitats durante a década de 1980 (1). Os cogumelos tendem a crescer perto de raízes de diferentes árvores de folha caduca na relva e até mesmo em solo nu e arenoso, semelhante aos locais na Hungria.

As espécies de Inocybe são cogumelos micorrízicos, o que contrasta com todos os outros fungos psicoactivos deste livro. Necessitam de uma simbiose com certos tipos de madeira para poderem frutificar. A frutificação ocorre na altura de maior atividade bioquímica das árvores parceiras simbióticas, começando no final de maio (1). A especulação de Drewitz de que Inocybe aeruginascens contém psilocibina foi apoiada pelos resultados da minha própria investigação, em 1984.

Foram examinados extractos de mais de 100 cogumelos recolhidos na Hungria e na Alemanha de 1967 a 1990. Estes relatórios foram comunicados pela primeira vez em fevereiro de 1985 (51); foram documentadas informações adicionais (52, 53).

Mais tarde, nesse mesmo ano, a presença de psilocibina foi confirmada por outras equipas de investigação (1).

Anteriormente, os casos conhecidos de intoxicação de espécies de Inocybe eram causados pela muscarina.

Mas entre todas as amostras testadas - em todas as fases de desenvolvimento e de colecções muito diferentes - nenhum espécime continha sequer vestígios de muscarina (54).

Pudemos confirmar que o teor médio de alcalóides não varia muito, uma constatação baseada em análises de extractos de vários cogumelos de diversos países (55 - 57) (Quadros 23 - 26).

Além disso, o teor de alcalóides dos corpos de fruto armazenados durante períodos prolongados diminuiu apenas ligeiramente ao longo do tempo (1).

Os teores de psilocibina em Inocybe aeruginascens são comparáveis aos encontrados em Psilocybe natalensis e Psilocybe samuiensis, sendo que a espécie Inocybe contém apenas vestígios de psilocibina. A baeocistina, por outro lado, acumula-se a níveis comparáveis aos da psilocibina.

Além disso, é de notar que os resultados destas análises de extractos de cogumelos indicaram a presença de um alcaloide anteriormente desconhecido, que eu já tinha encontrado em 1985 (51).

Em 1989, chamei à substância aeruginascina (57).

Este composto é caraterístico de todos os cogumelos de Inocybe aeruginascens (quadros 23 - 26).

Assim, a deteção da aeruginascina constitui uma espécie de identificação por impressão digital dos cogumelos de Inocybe aeruginascens.

A substância é solúvel em água e em solventes orgânicos polares, tal como a baeocistina e a psilocibina. Assim, verificámos quc a cstrutura só difere da psilocibina pela adição de um único grupo metilo (Figura 6) (58). A auriginascina é um análogo trimetilamónio da psilocibina e é estável em cogumelos secos à temperatura ambiente durante muitos anos (58).

O nível de concentração de aeruginascina encontrado nos corpos frutíferos é comparável ao dos outros dois alcalóides (quadros 23 - 26).

Parece que esta bioquímica diferente de Inocybe aeruginascens resulta do caso especial da relação micorrízica com as madeiras. Todas as outras espécies deste livro destroem com enzimas aparas de madeira, estrume ou restos de erva

É claro que há a questão de saber se a aeruginascina contribui para os efeitos psicoactivos da Inocybe aeruginascens.

É notável o facto de todos os casos de intoxicação involuntária induzirem uma sensação de euforia, apesar de um estado psicológico suscetível de criar condições internas extremamente desfavoráveis („set") para a realização de uma "experiência positiva" (isto é, o conhecimento de ser envenenado por cogumelos com consequências desconhecidas e potencialmente fatais) (1).

Além disso, estes casos de intoxicação ocorreram no decurso de actividades quotidianas normais, incluindo compromissos e outras interferências ("setting") que deveriam ter precipitado um tipo de experiência muito mais negativo, como em algumas experiências com Psilocybe semilanceata (1).

Os estudos devem investigar a influência potencialmente alteradora do humor da aeruginascina em termos dos efeitos psicoactivos do cogumelo como um todo.

O micélio obtido a partir de esporos de Inocybe aeruginascens mostra um crescimento rápido em ágar malte (4 -7,5% de extrato de malte). Uma das caraterísticas mais marcantes do micélio é a produção abundante de pequenos esclerócios azul-esverdeados (59).

A psilocibina foi encontrada nos micélios secos com esclerócios em quantidades de 0,01 a 0,1%:

Curiosamente, não foram detectados outros alcalóides nos extractos (59).

Finalmente, publicámos algumas investigações sobre a evolução das toxinas muscarina e psilocibina no género Inocybe (60).

CAPÍTULO 14

RESUMO E PERSPECTIVAS

Aparentemente, todas as espécies europeias mais importantes de cogumelos produtores de psilocibina são já bem conhecidas. No entanto, a sua distribuição geográfica e padrões de migração ainda não foram adequadamente investigados. Esta lacuna de conhecimento aplica-se principalmente a espécies recentemente descobertas fora do género Psilocybe.

Além disso, faltam fontes de informação completas sobre os padrões de distribuição de Psilocybe cyanescens, Psilocybe azurescens e do novo Psilocbe germanica na Alemanha e em vários países.

Para saber a verdade sobre estes cogumelos e questões como a prevalência, as migrações para novos habitats, posições específicas no sistema micológico como um todo, ou preocupações quimio - taxonómicas, temos primeiro de adquirir a partir do estudo de espécies de cogumelos relevantes.

Existe alguma controvérsia sobre a diferenciação taxonómica do Psilocybe bohemica em relação a outras colecções de azulamento de aparas de madeira (1).

Neste caso, deve salientar-se que a Psilocybe bohemica contém psilocibina sem quaisquer quantidades significativas dos seus derivados no outro lado.

A baeocistina parece ser um alcaloide encontrado principalmente em cogumelos de zonas de clima temperado e é menos comum em espécies tropicais.

Existem mais 4 espécies de Inocybe, que são extremamente raras e crescem quase exclusivamente em florestas (1).

Apresentam também descolorações esverdeadas e as concentrações de psilocibina são muito baixas (0,011 - 0,1 %), pelo que nunca foram descritas intoxicações.

Há uma necessidade urgente de análises da aeruginascina nestas espécies micorrízicas.

Já em 1909, Murrill descreveu o "Inocybe infida", um cogumelo com efeitos "narcóticos" de Nova Iorque. Em 1911, Ford nomeou Inocybe infelix" como uma espécie que também causava efeitos estranhos sem induzir sintomas de envenenamento por muscarina (1).

Devem ser efectuadas futuras análises taxonómicas e químicas das espécies de Inocybe da América do Norte.

Existe uma probabilidade ainda maior de descobrir alcalóides em muitas espécies não europeias, uma vez que as micofloras da maioria dos países não foram investigadas tão extensivamente como as da Europa.

A literatura micológica inclui informações sobre várias espécies raras, se„questionáveis "; , algumas das quais foram relatadas como apresentando descolorações azuis.

Os géneros Mycena e Pluteus, por exemplo, incluem descrições de tais espécies de cogumelos.

Se os alcalóides indólicos fossem encontrados noutros cogumelos que não os Agaricales (cogumelos com guelras), isso significaria uma descoberta sensacional.

Estudámos especialmente o Psilocybe cubensis em muitas experiências fisiológicas durante a sua fácil cultura de micélios e corpos de fruto.

Por exemplo, fomos os primeiros a descobrir que um novo tipo de hormona para plantas (brassinosteróides) acelera a frutificação dos micélios de Psilocybe cubensis (61). Nestas experiências com ágar observou-se que o crescimento dos micélios foi duas a três vezes mais rápido do que na série de controlo sem hormona. Assim, enquanto que no controlo os primeiros corpos de fruto foram produzidos dentro de 4 a 5 semanas, a adição do brassinosteróide provocou uma frutificação dos micélios já dentro de 3 a 3,5 semanas.

As culturas criadas com esteróides proporcionaram também uma massa seca notavelmente mais elevada do que nas culturas de controlo (61).

No futuro, outras hormonas vegetais deverão ser testadas em culturas miceliais de Psilocybe e de outros géneros.

Durante estas experiências, também fomos capazes de suprimir completamente a formação de psilocibina e psilocina através de altas concentrações de fosfato (62).

É agora possível conceber experiências fisiológicas para estudar diferentes cogumelos psicoactivos sem a acumulação dos alcalóides.

No caso do Psilocybe mexicana, os esclerócios formam-se após três a doze semanas, de preferência no escuro, em soluções de extrato de malte ou num substrato de grãos de arroz ou sementes de Lolium (centeio) **(figura 23)**: A acumulação de alcalóides nestes esclerócios é semelhante às quantidades nos corpos de fruto de Psilocybe samuiensis e Psilocybe natalensis (24) (quadro 27).

A cultura com formação de esclerócios tem um grande futuro em experiências fisiológicas porque é mais fácil de gerir do que a frutificação de algumas espécies.

Registou-se uma maior acumulação de psilocibina e psilocina nos esclerócios e nos corpos de fruto **(Figura 24)** em comparação com as quantidades dos alcalóides nos micélios iniciais.

A síntese principal de psilocbina e psilocina ocorre nas biomassas durante o processo de formação de corpos de fruto ou esclerócios (24, 63, 64).

Existem perspectivas interessantes para sintetizar novos derivados de indol e outros substanzes no futuro.

O estudo da biossíntese da psilocibina e da psilocina mostrou que o aminoácido triptofano é o precursor natural destes alcalóides (1).

A triptamina é o segundo passo na formação dos alcalóides (1, 65).

Verificou-se que a triptamina alimentada em alta concentração foi transformada em culturas miceliais de Psilocybe cubensis. Verificou-se que estes cogumelos continham apenas uma pequena quantidade de psilocibina (0,01 - 0,2 %) em massa seca, mas até 3,3 % de psilocina (65) (quadro 28). Os valores de psilocina foram os mais elevados descritos em quaisquer cogumelos.

O Psilocybe cubensis não produziu quantidades detectáveis de baeocistina nestas condições de cultura.

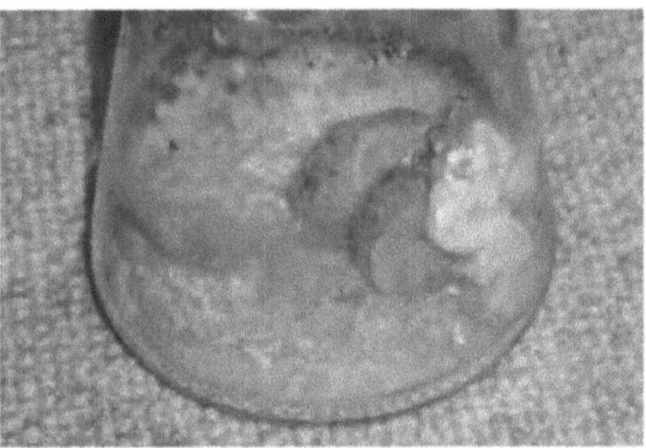

Fig.23.Esclerócio de Psilocybe mexicana

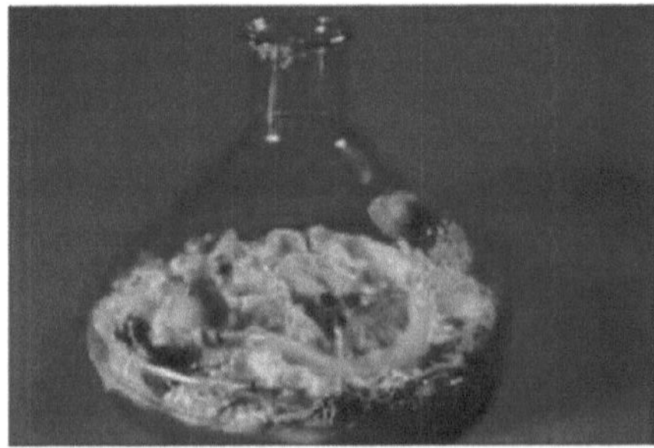

Fig.24.Psilocybe cubensis em solução de malte

Estas experiências deram origem a novas reacções que podem ser importantes no futuro.

As culturas miceliais de Psilocybe revelaram também uma grande capacidade de biotransformação de derivados de triptamina que não se encontram na natureza. Assim, foi possível transformar a N.N. - dietiltriptamina sintética e psicoactiva, na qual o azoto da cadeia lateral foi bloqueado com dois grupos etilo (66).

Esta reação de biotransformação levou à acumulação dos análogos psicoactivos de etilo da psilocina e psilocibina nos cogumelos (66). A reação foi a primeira amostra de uma biossíntese dirigida de triptaminas artificiais em fungos, especialmente como síntese de novas substâncias psicoactivas.

Não foram detectadas quantidades adicionais de psilocina e psilocibina nos cogumelos **(figura 25)**.

Estes cogumelos desenvolveram uma cor verde-azulada durante o manuseamento, mas não a descoloração azul profunda caraterística dos cogumelos cultivados naturalmente (63,64).

A análise dos genomas é um instrumento muito moderno e útil para muitas aplicações relativas a vários organismos, incluindo o homem, e pode também ser um bom instrumento para a análise de fungos. Mas um dos principais problemas é a questão: qual é o espécime "correto" de uma determinada espécie?

As análises devem ser efectuadas com cogumelos secos (o holótipo) do herbário em que a nova espécie está armazenada.

Estes resultados podem ser comparados com novos cogumelos encontrados mais tarde noutras partes do mundo com descrições botânicas muito semelhantes.

Por exemplo, um novo e interessante artigo sobre enzimas e análises genómicas de fungos para sintetizar psilocibina in vitro afirmava: Os genomas de Psilocybe cubensis e Psilocybe cyanescens foram sequenciados":(67).

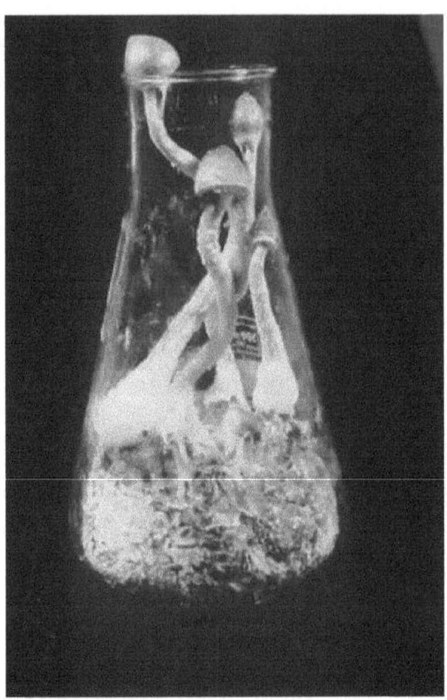

Fig.25. Biotransformação em Psilocybe cubensis

Esta afirmação é inválida porque não se encontram informações botânicas corretas e não são indicadas as fontes dos micélios e das informações botânicas, em especial no caso da difícil Psilocybe cyanescens.

Outro estudo sobre Psilocybe cyanescens e aliados deve ser visto com uma opinião semelhante (68).

Até à data, a cultura biológica pura de escleródios e corpos de fruto é a melhor ferramenta para obter psilocibina para fins farmacêuticos e médicos (1).

Recentemente, a psilocibina voltou a atrair a atenção médica (71,74).

Estudos clínicos mostram experiências positivas no tratamento da ansiedade existencial em doentes com cancro em fase avançada e também no tratamento de várias dependências. Estão em curso estudos sobre a utilização clínica da psilocibina contra a cefaleia em salvas e a depressão, na linha de investigações antigas iniciadas em 1960 **(Figura 26)** (1, 69 - 76).

Por último, a investigação etnofarmacológica também deverá produzir resultados notáveis num futuro próximo.

Existem relatos antigos sobre o conhecimento de cogumelos psicoactivos na Hungria, Catalunha (Espanha) e Itália (1).

Para além disso, podem ser encontrados grandes "cornos de fogo" metálicos (77) em sepulturas celtas de há mais de 2000 anos. Terminam numa cabeça de bovino com dois "cornos". Estes cornos representam dois cogumelos com a forma de uma espécie de Psilocybe.

Existem outras cabeças de animais, nomeadamente de aves, com estes cornos.

Psilocybe semilanceata é muito comum na Grã-Bretanha (1), podendo muitas vezes induzir experiências com a sensação de voar (1, 69).

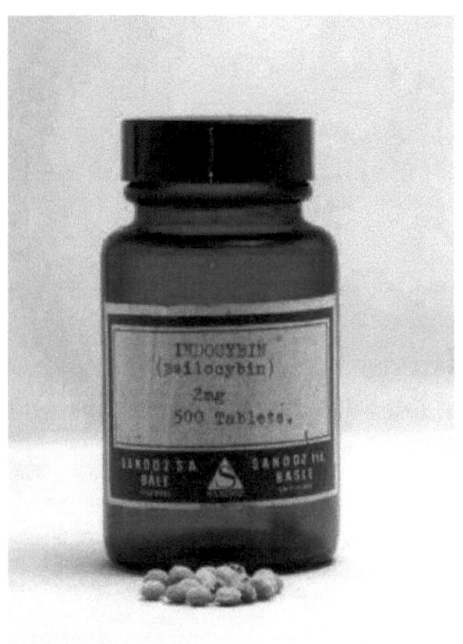

Fig. 26: Indocibina

No México, os cogumelos psicoactivos eram sempre utilizados aos pares (1, 69).

Todas as sociedades utilizaram as substâncias psicoactivas se as plantas crescessem em abundância na sua região (1, 69):

Em memória de Gerhard Drewitz (1921 - 2001), amigo e micólogo

CAPÍTULO 15

Quadro 1: Teor médio de psilocibina de Psilocybe semilanceata seco

Origin	Psilocybin (%)
!. Duebener Marschlands Eastern Germany	0.96
2.Prague Czech Republic	1.05
3.Norway	0.95
4.Pacific Northwest	0.93
5.The Netherlands	0.97

Quadro 2: Teor de alcalóides de cogumelos secos de um local em Duebener Marschlands, na Alemanha Oriental

Dry weight (mg)	Psilocybin (%)	Baeocystin (%)
18	1.25	0.34
30	0.96	0.21
70	0.72	0.19
85	0.90	0.10

Quadro 3: Teor de psilocibina e baeocistina em corpos frutíferos cultivados dePsilocybe semilanceata

Flush Number	Psilocybin	Baeocystin
	(% dry weight)	
1	1.02	0.21
2	0.82	0.23
3	0.97	0.15
4	0.90	0.14
5	0.99	0.19

Tabela 4: Derivados do indole em corpos frutíferos cultivados dePsilocybe samuiensis

Fruit body	Psilocybin	Psilocin	Baeocystin
		(% dry weight)	
1	0.58	0.34	0.02
2	0.43	0.21	0.03
3	0.36	0.52	0.06
4	0.47	0.31	0.04
5	0.62	0.23	0.05
6	0.73	0.25	0.03

Quadro 5: Teor de derivados de indol nos cogumelos secos de Psilocybe natalensis

Sample	Dry weight (g)	Psilocybin	Psilocin (%)	Baeocystin
1	0.058	0.60	0.21	0.04
2	0.102	0.52	0.20	0.03
3	0.152	0.46	0.18	0.02
4	0.268	0.38	0.20	0.02
5	0.251	0.39	0.18	0.03
6	0.348	0.29	0.17	0.01
7	0.392	0.25	0.15	0.0.1
8	0.421	0.18	0.10	0.01

Quadro 6: Quantidade de alcalóides indólicos nos corpos de fruto secos (fb) de Psilocybe bohemica (%)

Sample	dry weight (mg)	part of mushrooms	Psilocybin	Psilocin	Baeocystin
1	25	fb	0.96	0.02	0.03
2	31	fb	1.34	–	0.01
3	80	fb	0.29	–	0.01
4	86	fb	1.12	–	0.0.2
5	103	fb	0.50	–	0.03
6	147	fb	0.49	–	0.01
7	170	fb	0.27	0.01	0.01
8	175	fb	0.90	–	0.01
9	200	fb	0.71	0.01	0.02
10	220	fb	0.37	–	0.01
11	222	cap	0.31	–	0.03
		stem	0.20	–	0.01
12	240	cap	1,02	–	0.03
		stem	0.50	–	0.01
13	385	cap	0.56	–	0.02
		stem	0.48	–	0.01

Quadro 7: Teor de derivados de indol em Psilocybe cyanescens secos dos EUA (%)

(Samples 1-5, 1984, 6-10, 1992, 11-15, 1993)

Sample	Psilocybin	Psilocin	Baeocystin
1	0.72	0.93	0.03
2	0.52	0.23	0.03
3	0.41	0.32	0.0.2
4	0.83	0.41	0.04
5	0.98	0.28	0.01
6	0.88	0.65	0.02
7	0.68	0.75	0.04
8	0.78	0.62	0.02
9	0.55	0.71	0.05
10	0.41	0.62	0.04
11	0.38	0.58	0.03
12	0.59	0.72	0.02
13	0.69	0.68	0.01
14	0.78	0.71	0.02
15	0.48	0.91	0.02

Quadro 8: : Variação do peso seco dos teores de psilocibina, baeocistina e psilocina em Psilocybe cyanescens cultivada em função do número de flush

Flush Number	Psilocybin	Psilocin (%)	Baeocystin
1	0.68	0.72	0.03
2	0.51	0.63	0.02
3	0.81	0.41	0.02
4	0.62	0.33	0.01

Quadro 9: Conteúdo da coleção de corpos frutíferos silvestres de Psilocybe azurescens de Tillamook, Oregon, E.U.A., outubro de 1989

Sample	Dry weight (mg)	Psilocybin	Psilocin (%, dry weight)	Baeocystin
1	50	1.71	0.34	0.41
2	101	1.68	0.28	0.38
3	167	1.56	0.30	0.32
4	213	1.51	0.31	0.28
5	270	1.40	0.28	0.19
6	317	1.29	0.26	0.27
7	450	1.20	0.25	0.31

Tabela 10: Teor de alcalóides indole de espécimes naturalizados e cultivados ao ar livre dePsilocybe azurescens, de Astoria, Oregon, E.U.A., outubro de 1990

Sample	Dry weight (mg)	Psilocybin	Psilocin (%, dry weight)	Baeocystin
1	62	1.78	0.38	0.35
2	123	1.75	0.39	0.36
3	170	1.58	0.34	0.37
4	224	1.43	0.28	0.31
5	331	1.18	0.19	0.25
6	472	1.20	0.20	0.21

Tabela 11: Comparação do teor de alcalóides em Psilocybe azurescens da Alemanha (A) e dos E.U.A. (B)

Sample	Dry weight (mg)	Psilocybin	Psilocin (%, dry weight)	Baeocystin
1	A 156	1.62	0.42	0.38
	B 165	1.72	0.38	0.39
2	A 213	1.56	0.32	0.28
	B 233	1.62	0.25	0.24
3	A 312	1.43	0.26	0.31
	B 341	1.32	0.25	0.35
4	A 412	1.17	0.31	0.31
	B 403	1.21	0.38	0.28
5	A 450	1.19	0.36	0.24
	B 465	1.24	0.24	0.30

Quadro 12: Comparação das análises comuns dos corpos de fruto do Oregon (Amostra 1, 2) e da Alemanha (3-9) (peso seco, %)

Sample	Psilocybin	Psilocin	Baeocystin
1	1.62	0.24	0.34
2	1.54	0.21	0.28
3	1.42	0.32	0.37
4	1.35	0.28	0.32
5	1.29	0.28	0.25
6	1.56	0.27	0.34
7	1.39	0.11	0.25
8	1.33	0.29	0.18
9	1.55	0.50	0.34

Quadro 13: Variação das quantidades de alcalóides no micélio de Psilocybe azurescens em função da concentração de extrato de malte em ágar solificado (1,5% ágar) após 3 semanas de cultura.

Malt extract	Psilocybin (%)	Psilocin	Baeocystin (%, dry weight)
1	0.31	0.12	0.12
2	0.25	0.09	0.08
3	0.28	0.08	0.05
4	0.27	0.04	0.03
5	0.25	0.02	-
6	0.18	–	-
8	0.05	–	-
10	–	–	-

Quadro 14: Quantidade de derivados de indol detectados em amostras de Psilocybe germanica (%; peso seco)

Sample	Psilocybin	Psilocin	Baeocystin
1	0.82	–	0.15
2	0.90	–	0.11
3	0.76	–	0.18
4	0.66	–	0.21
5	1.12	–	0.30

Quadro 15: Resultados de testes selecionados do teor de alcalóides de Conocybe cyanopus (% peso seco)

Dry weight mushroom (mg)	Psilocybin	Baeocystin	Psilocin
5	0.84	0.15	-
6	0.73	0.12	-
7	1.01	0.20	-
10	0.91	0.16	-
12	0.89	0.14	-

Tabela 16: Derivados de indole e ureia em Pluteus salicinus (% ;peso seco)

Sample	Psilocybin		Baeocystin		Urea	
	Cap	Stem	Cap	Stem	Cap	Stem
1	1.38	0.48	0.05	–	2.50	Traces
2	1.57	0.71	0.10	–	2.60	-
3	1.57	0.72	0.05	–	2.60	-
4	1.22	1.14	0.07	–	1.40	
5	1.39	0.64	0.05		2.40	

Quadro 17: : Análises dePluteus salicinus de Duebener Marschlands (1988) (%, peso seco)

Sample	Psilocybin	Baeocystin	Urea
1	0.70	0.05	1.10
2	0.35	0.04	0.71
3	0.26	0.03	0.31
4	0.28	0.06	0.05

Tabela 18: Alcalóides em Gymnopilus purpuratus (% ;peso seco)

Sample	Psilocybin	Psilocin	Baeocystin
1	0.20	0.	0.05
2	0.31	0.29	0.04
3	0.21	0.20	0.03
4	0.28	0.31	0.04
5	0.33	0.28	0.05

Tabela 19: Alcalóides em corpos de frutos secos cultivados de Gymnopilus purpuratus (%)

Flush Number	Psilocybin	Psilocin	Baeocystin
1	0.29	0.21	0.05
2	0.15	0.16	0.04
3	0.21	0.18	0.03
4	0.23	0.20	0.04
5	0.18	0.15	0.01

Tabela 20. Psilocibina e baeocistina em Panaeolus subbalteatus (%, peso seco)

Sample		dry weight mushroom (g)	Psilocybin	Baeocystin
1		0.019	0.70	0.46
2		0.021	0.35	0.30
3		0.029	0.70	0.36
4		0.059	0.45	0.22
5		0.065	0.45	0.20
6		0.118	0.20	0.11
7		0.201	0.55	0.16
8		0.215	0.43	0.21
9		0.220	0.32	0.14
10		0.489	0.21	0.08
11	cap	0.283	0.31	0.18
	stem	0.119	0.12	0.07
12	cap	0.312	0.30	0.21
	stem	0.208	0.10	0.10
13	cap	0.398	0.21	0.11
	stem	0.210	0.08	0.05
14	cap	0.428	0.23	0.12
	stem	0.257	0.10	0.06

Tabela 21: Derivados de indole e ureia em corpos de fruto e micélios de Panaeolus subbalteatus (%, peso seco)

Compound	Mycel	fruit bodies
Psilocybin	0.07	0.03 (stem) – 0.70
Baeocystin	–	0.05 (stem) – 0.46
Serotonin	0.10	0.08 – 0.30
Psilocin	–	-
Urea	–	1.8 – 2.3 (only caps)

Quadro 22: Alcalóides em Panaeolus cyanescens de um local no Hawaii (%, peso seco)

Sample	Psilocybin	Psilocin	Baeocystin	Serotonin
1	0.71	0.52	0.02	0.21
2	0.10	1.09	0.01	0.40
3	0.05	0.03	0.05	0.18
4	0.62	0.12	0.02	0.10
5	1.21	0.52	0.01	0.20
6	0.15	–	0.02	0.39

Tabela 23. Alcalóides em Inocybe aeruginascens (%; peso seco) (Local 1)

Sample	dry weight (g)	Psilocybin	Baeocystin	Aeruginascin
1	0.058	0.29	0.19	0.18
2	0.102	0.40	0.20	0.21
3	0.103	0.57	0.35	0.28
4	0.110	0.30	0.18	0.19
5	0.112	0.44	0.33	0.20
6	0.198	0.36	0.30	0.25
7	0.200	0.42	0.36	0.30
8	0.202	0.34	0.24	0.26
9	0.218	0.43	0.23	0.25
10	0.220	0.43	0.23	0.25
11	0.290	0.34	0.35	0.28
12	0.310	0.36	0.49	0.25

Quadro 24: Teor de alcalóides nos caules e gomos de lnocybe aeuginascens (% peso seco) (Local 1)

Sample		Dry weight mushroom (g)	Psilocybin	Baeocystin	Aeruginascin
1	cap	0.201	0.45	0.26	0.30
	stem	0.101	0.23	0.35	0.20
2	cap	0.282	0.43	0.31	0.35
	stem	0.123	0.43	0.43	0.20
3	cap	0.320	0.16	0.08	0.25
	stem	0.230	0.18	0.08	0.10
4	cap	0.503	0.84	0.42	0.20
	stem	0.237	0.27	0.30	0.31

Quadro 25: Alcalóides em Inocybe aeruginascen (% peso seco) (local 2)

Sample	dry weight (g)	Psilocybin	Baeocystin	Aeruginascin
1	0.110	0.40	0.15	0.21
2	0.188	0.26	0.24	0.18
3	0.220	0.23	0.22	0.17
4	0.221	0.50	0.25	0.31
5	0.228	0.16	0.20	0.11

Quadro 26: Análises de lnocybe aeuginascens da Hungria (1989) (% peso seco)

Sample	Psilocybin	Baeocystin	Aeruginascin
1	0.34	0.20	0.28
2	0.28	0.31	0.33
3	0.41	0.32	0.28
4	0.18	0.22	0.20
5	0.22	0.24	0.18
6	0.28	0.33	0.26
7	0.33	0.41	0.15
8	0.40	0.25	0.30
9	0.29	0.31	0.22
10	0.32	0.25	0.21

Quadro 27: Alcalóides em esclerócios de Psilocybe mexicana de grãos de arroz molhados, 60 dias após a inoculação (%, peso seco)

Sample	Dry weight (g)	Psilocybin	Baeocystin	Psilocin
1	0,341	0.65	0.02	-
2	0.712	0.42	0.01	0.21
3	0.910	0.36	0.02	0.23
4	1.542	0.33	0.01	0.33
5	2.678	0.33	0.01	0.33
6	3.524	0.28	0.02	0.30
7	3.921	0.18	0.02	0.39

Tabela 28: Variação dos teores de pilocibina e psilocina em Psilocybe cubensis em função do número de flush do cultivo com (a) e sem (b) adição de triptamina (% peso seco)

Flush Number	Psilocin		Psilocybin	
1	a	b	a	b
	2.1	–	0.01	0.55
2	2.3	0.01	0.02	0.48
3	2.8	0.02	0.20	0.51
4	3.1	0.09	0.07	0.46
5	2.9	0.15	0.13	0.61

BIBLIOGRAFIA

1.

J.Gartz. Cogumelos mágicos à volta do mundo. Uma viagem científica através das culturas e do tempo. ArnshaugkNeustadt (Orla), Alemanha (2014).

2.

P Stamets, Psilocybin mushrooms of the world. Um guia de identificação. Ten speed press, (1996)

3.

G.Guzman. O género Psilocybe. J.Cramer, Vaduz (1983):

4.

P Stamets & J. S. Chilton. The mushroom cultivator (O cultivador de cogumelos). Agarikon Press, Seattle, U.S.A. (1983)

5.

A.Hofmann, A.Frey, H. Ott, T.Petrzilka & F.Troxley. Constituição e síntese da psilocibina. Experientia 14, 397 - 399.

6.

A.Hofmann, R.Heim, A. Brack, H-Kobel, A.Frey, H.Ott, Th.Petrzilka & F. Troxler. Psilocybin und Psilocin, zwei psychotrope Wirkstoffe aus meikanischen Zauberpilzen. Helv. Chim.Ata 42, 1557 - 1572(1959).

7.

S.M.Bocks. The metabolism of psilocin and psilocybin by fungal enzymes. Biochemistry Journal 106 12-13 (1968).

8.

J.Gartz. Extração e Cromatografia dos Farbstoffes azuis de Psilocibo - Art.

Die Pharmazie 40, 274 - 275 (1985).

9.

J.Gartz. Outras investigações sobre cogumelos psicoactivos dos géneros Psilocybe, Gymnopilus e Conocybe. Annali Musei civ. Rovereto (Itália): Sez.sc.nat.7, 265 - 274 (1991):

10.

J.Gartz. Analyse der Indolderivate in Fruchtkorpern und Myzelien von Panaeolus subbalteatus (Berk.&Br.) Sacc. Biochem. Physiol. Pflanzen 184 171 - 178 (1989).

11.

J.Gartz. Vorkommen von Psilocybin und Baeocystin in Fruchtkorpern von Pluteus salicinus. Planta Medica 57, 290 - 291 (1987).

12.

J.Gartz. New aspects of the occurrence, chemistry and cultivation ofEuropean hallucinogenic mushrooms. Annali Musei civ. Rovereto (Itália), sez.sc.nat. 8, 107 - 124 (1992/ 1993).

13.

G. Guzman, J.W.Allen & J.Gartz.A distribuição geográfica mundial dos fungos neurotrópicos, uma análise e discussão. Annali Musei civ. Rovereto (Itália) civ. Rovereto (Itália); sez. sc.nat. 14, 189-280 (2000).

14.

D.B. Repke & D.T. Leslie. Baeocystin in Psilocybe semilanceata. J. Pharm. Sci.66, 113- 114.

15.

D.B.Repke & D.T. Leslie & G.Guzman.Baeocystin in Psilocybe Conocybe and Panaeolus. Lloydia 40, 566 - 578 (1979).

16.

J.Gartz. Zur Isolierung des Baeocystins aus den Fruchtkorpern einer Psilocybeart.

Die Pharmazie 40, 274 (1985).

17.

R.Brenneisen S. Borner, N. Peter - Oesch & L.P.Schlunegger. Síntese de baeocistina, um análogo natural da psilocibina. Arch.Pharm. 321, 487 - 489.

18.
J. Gartz. Zur Untersuchung von Psilocybe semilanceata (Fr.) Kumm. Die Pharmazie 40 506 (1985).

19.
J.Gartz. Quantitative Bestimmung der Indolderivate von Psilocybe semilanceata (Fr.) Kumm..

Biochem.Physiol. Pflanzen 181 117- 124 (1986).

20.
J.Jokiranta, S.Mustula E.Ohenoja & M.M.Airaksinen. Psilocibina em Psilocybe semilanceata finlandesa. Planta Medica 50, 277 - 278 (1984).

21.
J.W.Allen & J. Gartz. Teonanacatl : A. Bibliography ofEntheogenic Fungi (2400 referências). CD

-ROM

(ISBN 1-5821-4399-4 (2001).

22.
J.Gartz, J.W. Allen & M.D. Merlin. Ethnomycology, biochemistry and cultivation ofPsilocybe samuiensis Guzman, Bandala and Allen um novo fungo psicoativo de Koh Samui, Tailândia. Journal ofEthnopharmacology 43, 73 - 80 (1994).

23.

J.Gartz, D.A.Reid, M.T. Smith & A.Eicker. Psilocybe natalensis sp.nov.-o primeiro membro indígena azulado dos Agaricales da África do Sul. Integration (Knetzgau, Alemanha) 6,29-31 (1995).

24.
J.Gartz. Cultivo e análise de espécies de Psilocybe e uma investigação sobre Galerina

steglichii. Annali Musei civ. Rovereto (Itália), sez.sc. Nat. 10, 297 - 306 (1995).

25.
S.Sebek. BohmischerKahlkopf. Psilocybebohemica. CeskaMykologie 37, 177- 181 (1980).

26.
G.J.Krieglsteiner. Studien zum Psilocybe cyanescens - Komplex in Europa. Beitrage zur Kenntnis derPilze Mitteleuropas 1, 61 - 94 (1984).

27.
J.Gartz & G.K. Muller. Análise e cultivo de corpos de frutificação e micélios de Psilocybe bohemica. Biochem. Physiol. Pflanzen 184, 337 - 341 (1989).

28.
M.Wurst, R.Kysilka & T. Koza. Análise e isolamento de alcalóides indol de fungos por cromatografia líquida de alta eficiência. J. of Chromatography 593 201 - 208 (1992).

29.
J.Gartz. Extração c análisc dc dcrivados dc indol a partir dc biomassa fúngica. Journal ofBasic Microbiology 34, 17 - 22 (1994).

30.
R.W.G. Dennis & E.M. Wakefield. New or interesting British fungi. Trans.Brit. Mycol. Soc. 24, 141 - 166 (1946).

31.
R.G. Benedict, L.R. Brady, A.H. Smith & V.E. Tyler. Ocorrência de psilocibina e psilocina em certas espécies de Conocybe e Psilocybe. Lloydia 25, 156- 159 (1962).

32.
M.W. Beug & J.Bigwood. Níveis de psilocibina e psilocina em vinte espécies de sete géneros de cogumelos silvestres no noroeste do Pacífico, EUA. J.Ethnopharm. 5 271 - 285 (1982).

33.
D.Tjallingii - Beukers. Een blauwwordernde Psilocybe (Psilocybe cyanescens Wakefield 1986).

Coolia 19, 38-43 (1976).

34.
G.K. Muller & J. Gartz. Psilocybe cyanescens - eine weitere halluzinogene Kahlkopfart in der DDR. Mykologisches Mitteilungsblatt (Alemanha) 29, 37 - 35 (1986).

35.
J.Gartz. Anmerkungen zu den blauenden Psilocybe - Arten von Holzresten in Europa.

Sudwestdeutsche Pilzrundschau 50 (1)31 - 39 (2014).

36.
J.Gartz. Verwechslung von Psilocybe cyanescens mit Speisepilzen Der Tintling (Alemanha) 5 (1),21-23 (2001).

37.
J. Gartz. Observações sobre o complexo Psilocybe cyanescens - da Europa e da América do Norte.

Anuários dos museus civis. Rovereto (Itália) sez. : Arch.st., sc.nat. 12, 209 -218 (1996/1998).

38.
P.Stamets & J.Gartz. Um novo Psilocybe caerulescente da costa do Pacífico do Noroeste

América. Integration (Knetzgau, Alemanha) 6,21 -27 (1995).

39.
P.Stamets & J.Gartz. A new caerulescent Psilocybe from the Pacific Coast ofNorthwestern North America. Mycotaxon 11, 476 - 484 (1995).

40.

A.Gminder. Psilocybe azurescens Stamets & Gartz - erste Freilandfunde in Europa.

Sudwestdeutsche Pilzrundschau 37,31 - 36 (2001).

41.
J.Gartz.Bildung und Verteilung der Indolalkaloide in Fruchtkorpern, Mycelien und Sklerotien von Psilocybe cubensis.Beitrage zur Kenntnis der Pilze Mitteleuropas 5, 167- 174 (1989).

42.
J.Gartz.&G. Wiedemann. Descoberta de um novo cogumelo Psilocybe caerulescente na Alemanha:

P silocybe germanica sp.nov..Drug Test Analysis 7, 853 - 857 (2015).

43.
S.G.Saupe. Ocorrência de psilocibina e psilocina em Pluteus salicinus (Pluteaceae). Mycologia 73, 781 -784 (1981).

44.
J.Gartz. Vorkommen von Psilocybin und Baeocystin in Fruchtkorpern von Pluteus salicinus.

Planta Medica 53, 290 - 291 (1987).

45.
T.Stijve & J. Bonnard. Psilocibina e ureia no género Pluteus. Mycologia Helvetica 2, 123 - 129 (1986).

46.
J.Gartz. Ocorrência de psilocibina psilocina e baeocistina em Gymnopilus purpuratus.

Persoonia 14, 19-22(1968).

47.
M.Babos. Eine neue Inocybe-Art in Ungarn. Inocybe aeuginascens n.sp..

Fragmenta Botanica 6, 19 - 22 (1989).

48.
G.Bohus % M. Babos. Fungorum rariorum icones coloratae Par. 8. J.Cramer (Liechtenstein) (1977).

49.
R.Kaspar. Inocybe aeruginascens Babos bei Berlin Kopenick - Erstfund fur die DDR.
Mykologisches Mitteilungsblatt 21,99 (1977).

50.
G.Drewitz. Eine halluzinogene Risspilzart, Grunlich verfarbender Risspilz
(Inocybe aeruginascens): Mykologisches Mitteilungsblatt 26 11 - 17 (1983).

51.
J.Gartz. Vergleichende dunnschichtchromatographische Untersuchungen zweier Psilocybe - und einer halluzinogenen Inocybe-Art. DiePharmazie 40 134 (1985).

52.
J.Gartz & G.Drewitz. A primeira análise do trabalho da psilocibina em situações de risco.
Zeitschrift fur Mykologie 51, 199 - 203 (1985).

53.
J.Gartz & G. Drewitz. Der Grunlich verfarbende Rispilz - eine Inocybeart mit halluzinogener Wirkung. Zeitschrift fur Arztliche Fortbildung 80, 551 - 553 (1986).

54.
J.Gartz. Untersuchungen zum Vorkommen des Muscarins in Inocybe aeruginascens Babos.
Zeitschrift furMykologie 52, 359 -361 (1986):

55.
J.Gartz. Variation der Alkaloidmengen in Fruchtkorpern von Inocybe aeruginascens.
Planta medica 53, 539 - 541 (1987).

56.
M.Semerdzieva, M. Wurst, T. Koza & J.Gartz. Psilocibina em Fruchtkorpern von Inocybe aeruginascens. Planta Medica 47 83 - 85 (1986).

57.
J.Gartz. Análise da aeruginascina em corpos de frutificação do cogumelo Inocybe aeruginascens. International Journal of Crude Drug Research 27, 141 - 144 (1989).

58.
N.Jensen, J.Gartz & H.Laatsch. Aeruginascin, um análogo trimetilamónio da psilocibina do cogumelo alucinogénico Inocybe aeruginascens. Planta Medica 72, 665 - 666 (2006).

59.
J.Gartz. Psilocibina em microculturas de Inocybe aeruginascens. Biochem. Physiol. Pflanzen 181, 511 - 517 (1986).

60.
P.Kosenka, S.L.Sprague, M. Ryber, J.Gartz, A.L.May; S.R. Campagna & P.B. Matheny: Evolução das toxinas muscarina e psilocibina numa família de fungos formadores de cogumelos. PLOS ONE, 8 (5) e 64646 Doi: 10, 1371 (journal pone 0064646 (www.plosone.org.) (maio de 2013).

61.
J.Gartz, S. Adam & H.-M. Vorbrodt. Efeito promotor de crescimento de um brassinosteróide em culturas de micélios do fungo Psilocybe cubensis. Naturwissenschaften 77, 388 - 389 (1990).

62.
J.Gartz. Einfluss von Phosphat aufFruktifikation und Sekundarmetabolismen der Myzelien von Psilocybe cubensis, Psilocybe semilanceata und Gymnopilus purpuratus. Zeitschrift fur Mykologie 57, 149 - 153 (1991):

63.
J.Gartz. Variação do Indolalcaloide de Psilocybe cubensis através de alterações

Kultivierungsbedingungen.Beitrage zur Kenntnis der Pilze Mitteleuropas 3, 275 -281 (1987).

64.
J.Gartz & G.K. Muller. Versuche zur Kultur von Gymnopilus purpuratus, Purpurflammling. Mykologisches Mitteilungsblatt (Alemanha) 33, 29 - 30 (1990) :

65.
J.Gartz. Biotransformação da triptamina em micélios de frutificação de Psilocybe cubensis.

Planta Medica 55, 249 - 250 (1989).

66.
J.Gartz. Biotransformação de derivados de triptamina em culturas miceliais de Psilocybe

J.Basic Microbiology 29, 347 -352 (1989).

67.
J.Fricke, F. Blei & D.Hoffmeister. Síntese enzimática da psilocibina.Angewandte Chemie, Int.

Ed. 10.1002/anie 201705489 (2017).

68.
J.Borovicka, M.E. Nordeloos, M.Gryndler & M.Obernik.Molecular phylogeny ofPsilocybe cyanescens complex in Europe. with references to the position of the cecotioid Weraroa novae zelandiae. Mycological Progress 10, 149 - 155 (2011).

69.
J.Gartz. Psychedelika -historisch betrachtet. Arnshaugk Verlag, Neustadt (Orla) (2014).

70.
A.Frood. Os destruidores de clusters. NatureMedicine 13 (1), 10- 11 (2007)

71.

R.R. Griffiths, W. A.Richards, U.Mc Cann & R. Jesse. A psilocibina pode ocasionar experiências de tipo micelial com significado pessoal substancial e sustentado e significado espiritual.

Psychopharmacology 187, 268 -283 (2006).

72.
K.R. Hanes. Serotonina, psilocibina e distúrbio dismórfico corporal: um relato de caso.

J.Clin. Psychopharmacology 16, 188- 189 (1996).

73.
F.A. Moreno, C.B. Wiegand, E.K.Taitano & P.L:Delgado. Segurança, tolerabilidade e eficácia da psilocibina em 9 pacientes com transtorno obsessivo - compulsivo. J.Clin. Psychiatry 67, 1735 - 1740.

74.
T.Passie. Investigação em terapia psicolítica e psicadélica 1931 - 1995. Uma bibliografia internacional completa. Laurentius Publishes, Hannover, Alemanha (1997).

75.
R.A.Sevell, J.H.Halpern & H.G. Pope. Resposta da cefaleia em salvas à psilocibina e ao LSD.

Neurologia 66, 1920 - 1922 (2006).

76.
J.Fadiman. The psychedelic explorer's guide. Park StreetPress Rochester, Vermont, Toronto, E.U.A., Canadá (2011).

77.
S. James. Exploring the world of the Celts. Thames and Hudson, Ltd., (Londres) (1993)

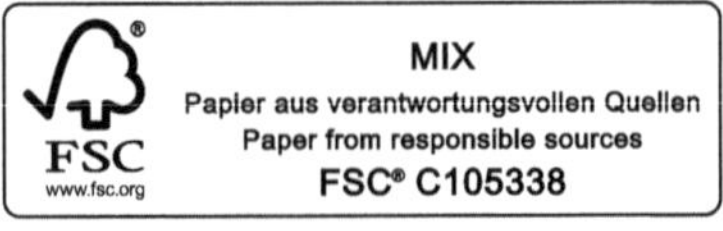

Printed by Books on Demand GmbH, Norderstedt / Germany